PUBLICATIONS DU *PROGRÈS MÉDICAL*

DES LÉSIONS

DE

LA CORNE D'AMMON

DANS

L'ÉPILEPSIE

PAR

Georges COULBAULT

DOCTEUR EN MÉDECINE DE LA FACULTÉ DE PARIS
EX INTERNE DES HOPITAUX D'ANGERS
LAURÉAT DE L'ÉCOLE DE MÉDECINE ET DE L'ADMINISTRATION DES HOSPICES
ANCIEN AIDE PRÉPARATEUR DE L'ÉCOLE DE MÉDECINE DE LA MÊME VILLE

PARIS

AUX BUREAUX DU
PROGRÈS MÉDICAL
rue des Écoles, 6.

A. DELAHAYE & E. LECROSNIER
ÉDITEURS
Place de l'École de Médecine.

1881

DES LÉSIONS DE LA CORNE D'AMMON

DANS

L'ÉPILEPSIE

PUBLICATIONS DU *PROGRÈS MÉDICAL*

DES LÉSIONS DE LA CORNE D'AMMON DANS L'ÉPILEPSIE

PAR

Georges COULBAULT

DOCTEUR EN MÉDECINE DE LA FACULTÉ DE PARIS
EX INTERNE DES HOPITAUX D'ANGERS
LAURÉAT DE L'ÉCOLE DE MÉDECINE ET DE L'ADMINISTRATION DES HOSPICES
ANCIEN AIDE PRÉPARATEUR DE L'ÉCOLE DE MÉDECINE DE LA MÊME VILLE

PARIS

AUX BUREAUX DU
PROGRÈS MÉDICAL
rue des Écoles, 6.

A. DELAHAYE & E. LECROSNIER
ÉDITEURS
Place de l'École de Médecine.

1881

INTRODUCTION

Un récent travail de Sommer, publié en Allemagne dans les *Archiv. für psychiatrie,* et dont l'analyse, qui paraîtra dans le prochain numéro des *Archives de Neurologie,* avait été confiée à M. le Dr Kéraval, nous donna l'idée de ce sujet. Encouragé dans cette voie par M. le Dr Bourneville, qui s'empressa de mettre à notre disposition de nombreuses observations d'épileptiques récueillies dans son service hospitalier à la Salpêtrière et à Bicêtre; aidé de la traduction des observations parues en Allemagne sur le sujet et des conseils du Dr Kéraval, la tâche nous fut rendue plus facile.

Qu'il nous soit donc permis, ici, d'exprimer nos remerciments à MM. les Drs Bourneville et Kéraval pour la bienveillance avec laquelle il nous ont aidé de leurs conseils.

CHAPITRE I

Division du sujet.

Démontrer qu'il existe des lésions des cornes d'Ammon chez les épileptiques, n'a point été notre but. Depuis longtemps, en effet, le médecins qui se sont occupés de cette partie spéciale de la pathologie nerveuse ont reconnu l'existence et publié des observations de lésions des cornes d'Ammon chez les épileptiques. Bouchet et Cazeauvieilh, Foville et plus tard un certain nombre d'autres, notamment en France et en Allemagne, ont publié sur ce sujet des observations que nous avons rapportées dans cette thèse. La variété de lésion, quoique moins connue, l'est cependant suffisamment pour que nous n'ayons pas cru devoir en faire l'objet spécial de notre travail. Ce sont le plus souvent des indurations, avec ou sans atrophie, plus rarement des ramollissements ou des tumeurs.

Ce que nous avons voulu démontrer, autant que notre faible expérience nous le permet, c'est la *fréquence* des lésions d'une ou des deux cornes d'Ammon dans l'épilepsie, et leur influence pathogénique sur le développement du mal, contrairement à l'opinion de Meynert qui tend à considérer ces lésions comme consécutives à l'épilepsie. Une démonstration rigoureuse en pareille matière est, nous ne nous le dissimulons pas, chose difficile, mais nous espérons cependant tirer, des nombreuses observations qui ont été publiées et de celles que nous devons à

M. le Dr Bourneville, des conclusions, sinon convaincantes, du moins favorables à notre manière de voir.

Nous avons cru devoir faire précéder cette étude d'un résumé aussi court que possible sur l'anatomie et la physiologie de la corne d'Ammon, afin de bien pouvoir s'entendre sur ce sujet, connu, mais diversement interprété. Abordant ensuite directement notre sujet, nous avons retracé en quelques mots l'historique de la question. C'est alors que nous avons cru devoir placer nos observations pour pouvoir en faire ressortir les principaux caractères qui ont trait à notre sujet. Il s'en est suivi tout naturellement, de placer après la pathogénie, la fréquence de la lésion, enfin son anatomie pathologique.

Nous regrettons que l'étude histologique des lésions de la corne d'Ammon soit traitée aussi brièvement, mais la plupart des auteurs qui citent des observations de ces lésions ne mentionnent même pas les altérations microscopiques. Nous en avons trouvé un seul cas détaillé parmi les observations allemandes, publié par Sommer. Un autre se trouve consigné dans les observations de la Salpêtrière; l'analyse a été faite par M. le professeur Bouchard, nous l'avons rapporté avec attention. Nous regrettons de n'avoir pu, nous-même, étudier au microscope les lésions des cornes d'Ammon d'épileptiques, mais le temps n'a pu nous permettre de nous livrer à ces longues préparations.

Enfin, nous avons posé, dans des conclusions, les idées qui ressortent de l'exposé de notre sujet

CHAPITRE II.

Historique.

On trouve les premières indications sur le rapport étiologique des lésions de la corne d'Ammon avec l'épilepsie dans Bouchet et Cazeauvieilh (1825). Tréviranus considère la corne d'Ammon comme un organe très important, ayant certains rapports avec l'organe de l'odorat, et pouvant intervenir dans la mémoire de façon à réveiller des sensations.

Eggert a prétendu que les lésions de la corne d'Ammon nuisent au fonctionnement de la puissance psychique.

D'après Bergmann (*Allg. Zeist. für Psych.*, 1852, p. 4) le développement de la corne d'Ammon est dans un rapport direct avec le développement de la musculature du corps. Il a observé dans un cas que, chez un homme qui paraissait au premier coup d'œil extrêmement chétif, la force musculaire et l'énergie ne correspondaient pas en réalité à l'apparence. Chez lui, l'hippocampe était extrêmement développé. Plus tard voici d'ailleurs ce que dit Bergmann (*Hannovershe annalen von Holscher und Mühry*) : « Il est pour moi extrê« mement probable que l'épilepsie est en rapport avec « l'inégalité que l'on rencontre si souvent dans les deux « cornes d'Ammon ; la gauche étant fréquemment plus « petite que la droite, ou *vice versâ* ». Mais il n'a pas publié d'observation sur ce point.

Foville, qui considérait la corne d'Ammon comme le centre du langage, localisé depuis par Broca dans la troisième circonvolution frontale, dit avoir trouvé assez fréquemment chez les épileptiques, une induration du cerveau, à la suite de laquelle la substance blanche présentait un aspect terne, compliqué assez souvent d'hyperhémie et de dilatation des vaisseaux. Ces lésions, se trouvent principalement dans le corps calleux et dans la corne d'Ammon.

Hoffmann (de Siegburg) (*Allg. Zeits. für Psychiatrie*, 1862, p. 132), s'exprime ainsi : « La cause la plus « voisine des convulsions épileptiques ne réside pas « dans les cornes d'Ammon, mais j'ai moi-même plu- « sieurs fois trouvé l'induration d'un de ces organes sur « des cadavres d'épileptiques, et j'ai même vu la mort « de deux d'entre eux résulter d'apoplexies capillaires « dans cette région ».

Bouchet, (*Annales médico-psychologiques*), 1853, p. 236), après avoir cité 43 observations d'épilepsie avec autopsie, conclut que la corne d'Ammon est la partie cérébrale le plus fréquemment atteinte. Dans tous les cas où elle était lésée, il l'a trouvée induré. Néanmoins, l'auteur conclut que cette altération ne représente pas exactement la cause pathologique de l'épilepsie, et les autres cas l'obligent, dit-il, de conclure que l'épilepsie n'a pas son siège dans une partie limitée de l'encéphale.

Meynert, considérant qu'aux différences de texture d'organes, d'ailleurs homologues, doivent correspondre des différences de fonctions, en conclut que la corne d'Ammon est une région éminemment motrice, et peut, par conséquent, en raison de certains rapports physiologiques, être affectée même dans une épilepsie produite par une lésion tout à fait éloignée. Toutefois Meynert n'est pas allé, comme on l'a dit, jusqu'à placer le siège de l'épilepsie dans la corne d'Ammon. Il regarde plutôt l'affection de la corne d'Ammon comme secondaire, celle-ci ne se trouvant pas constamment et par conséquent ne devant pas, d'après lui, être regardée comme la cause de la maladie.

M. le professeur Charcot, dans ses *Leçons sur les maladies du système nerveux*, 1875, publiées par M. le Dr Bourneville, cite une observation d'épiepsie avec lésion de la corne d'Ammon. Enfin tout dernièrement, Sommer est venu publier des observations de lésions de la corne d'Ammon chez des épileptiques, en cherchant à rattacher à la lésion, différents symptômes observés pendant la vie.

CHAPITRE III.

Anatomie et Physiologie.

INDICATIONS BIBLIOGRAPHIQUES

Sappey. — *Traité d'anatomie descriptive*, T. III.

Cruveilhier et M. Sée. — *Traité d'anatomie descriptive*, T. III.

Huguenin. - *Anatomie des centres nerveux*, 1879.

Dechambre —*Dictionnaire encyclopédique des sciences médicales*, T. XIV, article: Cerveau.

Cossy. — *Etude expérimentale et clinique sur les ventricules latéraux*. Thèse de Paris, 1879.

Henle. — *Handbuch de systematischen anatomie des Menschen*. 1871. 3e vol.

Kupffer.—*De cornu Ammonis structurâ*. In Diss. Dorpat. 1859.

Meynert.—*Vow Gchirne der Saügerthiere. In Handbuch der Lehre der Gewebe, v. Stricker*. Leipzig. 1872.

Robin. *Programme du cours d'histologie*. Paris. 1870.

Robin.—*Cours professé à la faculté de Médecine de Paris*, 1871-72.

Vulpian. — *Leçons sur la physiologie du système nerveux*. Paris 1866.

Ferrier. — *Les fonctions du cerveau*. 1878.

§ 1er — ANATOMIE.

La corne d'Ammon, appelée encore grand hippocampe, pied d'hippocampe, etc., est une saillie allongée, étroite à son origine, qui se réunit au trigone et au corps calleux, large à sa terminaison. La corne d'Ammon remplit la plus grande partie de la corne sphénoïdale du ventricule latéral, dont elle forme la paroi inférieure et interne. Elle se dirige dans la partie la plus considérable de son trajet, en bas, en dehors et en avant, pour se terminer à son extrémité contournée en crochet directement en dehors.

Tous les auteurs ne s'entendent pas sur la dénomination de la corne d'Ammon ; pour les uns, elle comprendrait seulement cette espèce de circonvolution renversée à laquelle on a donné aujourd'hui le nom de subiculum, pour les autres, elle constituerait tout l'ensemble des organes contenus dans le prolongement sphénoïdal du ventricule latéral. C'est cette dernière manière de voir que nous adopterons.

Ainsi constituée, la corne d'Ammon est formée de quatre cordons parallèles :

1° Le *subiculum*, circonvolution renversée, cordon blanc.

2° Le *fascia dentata* ou corps godronné, cordon gris.

3° Le *corps frangé*, corpus fimbriatum, cordon blanc.

4° L'*alvéus*, cordon blanc.

— 1° Le *subiculum* est une circonvolution qui n'est pas distincte de la circonvolution d'hippocampe car c'est tout simplement cette même circonvolution vue par sa face interne. Le subiculum est recouvert d'une couche de substance médullaire blanche.

— 2° Le *fascia dentata* ou *corps godronné* est une bandelette, ou plutôt une petite circonvolution grise, qui n'offre pas trace de substance médullaire blanche. Il occupe toute la longueur de la corne d'Ammon, et présente une série de petites dents émoussées, assez régulièrement disposées.

— 3° Le *corps frangé* (*fimbria cornu Ammonis*) corps bordant ou bordé, tœnia ou bandelette de l'hippocampe, forme une bordure blanche dont la coupe transversale présente la forme d'un coin. Il se prolonge en haut par de là le territoire de la corne inférieure et fournit la majeure partie des fibres du trigone cérébral.

— 4° L'*alvéus* est la saillie que fait la corne d'Ammon dans la cavité du ventricule. C'est une circonvolution blanche, fortement courbée autour de son petit axe et qui s'étend comme le corps frangé, tout le long de la corne d'Ammon.

Les fibres du trigone proviennent en majeure partie de la corne d'Ammon, et se rassemblent au fur et à mesure dans le corps frangé. Ainsi formé, le faisceau blanc se dirige ensuite obliquement en dedans, sur la face supérieure de la couche optique et gagne la ligne médiane où il se réunit au faisceau semblable du côté opposé. Ces deux moitiés latérales du trigone avant de se confondre sur la ligne médiane, sont unies par des fibres transverversales, le *psaltérium* ou *lyre* de Vicq d'Azyr. Ces fibres transversales ne sont donc qu'une commissure entre les deux cornes d'Ammon.

Connexions de la corne d'Ammon.

La circonvolution olfactive interne se continue avec l'extrémité frontale du gyrus fornicatus, unissant ainsi la moelle du lobe olfactif avec la moelle de la circonvolution de l'ourlet. La circonvolution olfative externe se continue avec l'extrémité temporale du gyrus fornicatus, c'est-à-dire avec la circonvolution d'hippocampe et le subiculum de la corne d'Ammon. Cette continuité unit la moelle du lobe olfactif à la moelle de la circonvolution d'hippocampe et du subiculum de la corne d'Ammon. Il n'est pas possible, ajoute Huguenin, à qui nous empruntons ces rapports, de donner de cette dernière connexion, une signification plus précise.

Quant au bulbe olfactif, il serait en rapport avec l'écorce de la circonvolution d'hippocampe (par sa racine externe) et avec l'écorce de la partie frontale de la circonvolution de l'ourlet (par sa racine interne).

Le subiculum peut se suivre depuis le point où la circonvolution de l'ourlet se courbe autour du bourrelet du corps calleux. C'est donc au subiculum qu'est due l'union de l'écorce de la corne d'Ammon avec les fibres d'association (corps calleux).

Le corps frangé ou corps bordant de la corne d'Ammon, donne naissance à la plus grande partie de la voûte à trois piliers.

Les fibres de l'alvéus provenant de l'écorce de la corne d'Ammon, remontent dans les piliers postérieurs du trigone.

Le trigone met l'écorce de la corne d'Ammon en relation avec la couche optique.

En résumé, la corne d'Ammon est en connexion : Avec la circonvolution olfactive interne, par la circonvolution de l'ourlet; avec la circonvolution olfactive externe, par la circonvolution d'hippocampe et le subiculum ; avec le bulbe olfactif par la circonvolution d'hippocampe et la circonvolution de l'ourlet à la fois ; avec le corps calleux, par le subiculum ; avec la voûte à trois piliers enfin, voûte qui la met en rapport avec la couche optique, par le corps frangé et l'alvéus. Quant au corps godronné, formé par une traînée de cellules nerveuses, il se continue en haut avec l'écorce de la circonvolution du corps calleux, et se termine en bas en pénétrant dans le crochet, où il paraît se prolonger dans l'intérieur même de la griffe de la corne d'Ammon.

Structure de la corne d'Ammon.

Nous suivrons les couches de la corne d'Ammon, de la face superficielle à la face profonde, c'est-à-dire de sa concavité à sa convexité.

L'écorce est recouverte, sauf le corps godronné, d'une substance réticulaire très développée qui lui donne sa coloration blanche.

La *première couche*, couche externe, est formée de petites cellules transversales, parallèles à la surface de l'écorce. C'est le *stratum moleculare primum* de Kupffer.

La *deuxième couche* est constituée par un réseau d'espaces lymphatiques périvasculaires, disposés autour d'un lacis de capillaires qui pénètrent par en bas dans la corne inférieure du ventricule latéral. C'est le *stratum lacunosum* de Meynert.

La *troisième couche*, *stratum radiatum* de Meynert, striatum de Kupffer, est composée par les prolongements périphériques des cellules pyramidales qui forment la couche suivante, prolongements qui donnent à cette couche un aspect radié.

La couche la plus profonde est la *couche nerveuse* proprement dite, qui renferme de grosses cellules ganglionnaires. Ces cellules sont pyramidales; elles ont un prolongement basilaire central, et des prolongements latéraux; elles peuvent être suivies jusqu'à la pointe du ascia dentata. A la pointe du fascia dentata se montre tout à coup un stratum de petits corpuscules nerveux extrêmement abondants. Meynert donne à cette couche de cellules pyramidales, le nom de *stratum corporum nerveorum pyamidalium*.

Enfin Kupffer a décrit une autre couche, qu'il désigne

sous le nom de *stratum moleculare secundum*, et qui constituerait une sorte de revêtement à la couche nerveuse. Cette couche qui existe chez les animaux, tels que le chat, le chien, le lapin, n'existe pas chez l'homme. Il n'y a donc pas lieu de tenir compte du *stratum moleculare secundum* de Kupffer.

Vaisseaux. La corne d'Ammon est vascularisée par la branche antérieure de l'artère cérébrale postérieure. A la réunion de l'écorce et de la substance blanche, on trouve un réseau capillaire formé par les divisions des artérioles de la pie-mère, anastomosées avec des branches venant de la cérébrale postérieure et des artères ventriculaires.

§ 2. — Physiologie.

Les fonctions de la corne d'Ammon ont été longtemps mal connues, et de nos jours il resterait encore beaucoup à faire pour les déterminer d'une façon absolument exacte.

Foville soupçonna à tort qu'elle était le siège spécial du principe des mouvements de la langue. Longet regarde ses fonctions comme absolument inconnues. Huguenin conclut de la structure rudimentaire de cette région à des fonctions motrices particulières ; mais ces fonctions, dit-il, sont absolument inconnues. Aujourd'hui, on tend à considérer la corne d'Ammon comme un centre de sensibilité générale.

Ferrier (Fonctions du cerveau) a consacré un article à la région hippocampale. Cette région comprend pour lui la corne d'Ammon et la circonvolution unciforme qu'il est impossible, dit-il, de séparer expérimentalement l'une de l'autre. « Une lésion qui suffit pour détruire la

« circonvolution unciforme, comprend nécessairement le grand hippocampe sous-jacent ». Ferrier, à l'aide d'un cautère en fil de fer introduit à travers le lobe occipital, détruisit la région hippocampale chez le singe; à la suite de cette lésion, il observa dans plusieurs cas une paralysie motrice, mais ce n'était pas, dit-il, une véritable paralysie motrice, qui résulte d'une lésion tout à fait distincte du cerveau, c'était la paralysie motrice due à la perte des sensations tactiles qui guident les mouvements. Il en arrive aux conclusions suivantes : 1° Les lésions destructives de la région hippocampale abolissent la sensibilité tactile du côté opposé du corps. 2° L'anesthésie cutanée résultant de la lésion de la partie postérieure de la capsule interne est due à l'interruption des fibres centripètes qui se rendent à la région hippocampale.

Ferrier place les centres des autres sens dans le voisinage de la corne d'Ammon, c'est-à-dire dans l'écorce des lobes sphénoïdaux. L'odorat et le goût siégeraient au sommet de ces lobes et dans le crochet de la circonvolution d'hippocampe; l'ouïe dans la première circonvolution temporale, la vue dans la circonvolution angulaire.

En admettant qu'il en soit de même chez l'homme que chez les animaux, on s'expliquerait ainsi la fréquence de la combinaison des illusions et des hallucinations de la sensibilité générale, avec les mêmes phénomènes du côté des autres sens.

Quoi qu'il en soit, la localisation de la fonction olfactive dans l'écorce du lobe sphéno-occipital, y parait solidement établie, car outre les preuves expérimentales que nous avons données, l'anatomie comparée vient encore nous montrer que de nombreuses classes d'animaux tirent leur lobe olfactif directement du sommet du lobe temporal.

OBSERVATIONS

Observation I.

(Bouchet et Cazeauvieilh. *De l'épilepsie considérée dans ses rapports avec l'aliénation mentale. Archives de Médecine*, 1825, T. IX. p. 515, obs. II.)

Simon, 27 ans, né d'un père aliéné, devenue épileptique pendant le traitement de la gale dont elle fut affectée à l'âge de 12 ans. Attaques rares coïncidant avec la menstruation; constituant des états de mal de 8, 10 jours; vertiges peu fréquents avec symptômes précurseurs, réponses justes; son intelligence n'a pas été sensiblement altérée; péritonite chronique, ascite, vomissements, diarrhée quelques jours avant la mort. Étourdissements devenus plus fréquents; suppression des règles depuis longtemps; légères convulsions de la jambe et surtout du bras droit peu d'instants avant la mort qui a lieu le 11 avril 1825.

Autopsie. Tête. Crâne épais; côté frontal gauche saillant; méninge non adhérente. Substance grise du cerveau pâle, à l'extérieur, molle et injectée dans sa couche profonde, divisée par une ligne blanchâtre; substance blanche non injectée, molle, résistant très peu à la traction; corps calleux très mou. Couche blanche des couches optiques très molle, la grise assez ferme. *Corne d'Ammon très molle*; substance grise du cervelet très molle; substance blanche assez ferme. Méninge recouvrant le bulbe rachidien d'un gris jaunâtre; l'autre partie de la méninge de la moelle est injectée.

Observation II.

(Bouchet et Cazeauvieilh. *Loco cit.*, obs. VI).

Allain, 38 ans, d'une constitution lymphatique, ignorant la cause et l'époque du début de l'épilepsie; attaques très fréquentes, sans prodromes, accompagnées d'évacuations involontaires. démence continue. Affectée depuis longtemps d'une bronchite, l'inflammation s'est communiquée au poumon. L'état des facultés intellectuelles ne permettait pas de constater la sensibilité du ventre. La digestion a été bonne jusqu'aux derniers jours où le dévoiement est survenu. Morte le 25 février 1823, elle n'avait pas eu d'attaques, ni de vertiges ordinairement très fréquents, depuis une quinzaine de jours.

Autopsie. Ventricule droit rétréci présentant un peu de sérosité, présentant postérieurement une adhérence membraneuse; *corne d'Ammon* légèrement rosée, consistante; cloison transparente épaissie, résistante; protubérance annulaire, moins dense que le reste du cerveau.

OBSERVATION III.

(Bouchet et Cazeauvieilh. *Loc. cit.* obs. X).

Siméon, 31 ans, épileptique de naissance; sa mère, disait-elle, avait eu de violents chagrins pendant sa grossesse; menstruation régulière, attaques presque tous les jours, surtout à l'époque des règles; étourdissements fréquents. La malade devient méchante avant les accès, qui sont suivis de vomissements bilieux; elle ne sait pas s'habiller, est très malpropre, très irascible, entre en fureur si on l'excite. Passée à l'infirmerie le 10 juin 1825 pour une irritation gastrique; les deux jours précédents attaques très fréquentes; saignée du bras, sangsues aux apophyses mastoïdes, boissons délayantes, mort le 13 sans convulsions.

Autopsie. Substance grise du cerveau injectée, présentant une épaisseur considérable ; substance blanche très visqueuse injectée et cédant beaucoup à la traction sans se rompre; petite masse de matières grisâtres, dures et résistantes, contenues dans la *corne d'Ammon* du côté gauche.

OBSERVATION IV.

(Bouchet et Cazeauvieilh. *Loc. cit.* obs. XIII).

N. 25 ans, parent épileptique. Menstruation abondante et régulière à 12 ans. Epilepsie à la même époque causée par la frayeur. Attaques très fréquentes; état de mal composé de 30 à

40 attaques. Celles-ci sont suivies d'aliénation mentale, véritable manie caractérisée par le délire, l'emportement, les menaces, etc. Dans les intervalles les facultés sont toujours très médiocres; morte immédiatement après une attaque le 1er mars 1825.

Autopsie. Quelques circonvolutions atrophiées à la partie supérieure des lobes frontaux, près de la grande fente; substance grise très injectée; substance blanche très dure, très résistante, criant sous le tranchant du scalpel, injectée; un peu de sérosité dans les ventricules latéraux, substance grise des corps striés et des couches optiques très injectée. Substance blanche des *cornes d'Ammon* très résistante, et la grise très injectée.

Observation V.

(Bouchet et Cazeauvieilh, *Loc. cit.*. obs. XIV.)

Saillant, 27 ans ; menstruation et épilepsie à 12 ans, cette dernière attribuée à l'usage du camphre employé pour maladie accidentelle. Etat de mal ; cette malade avait reçu beaucoup d'éducation, avant d'être épileptique, connaissait la peinture, la musique, etc. Toutes ses facultés ont disparu à mesure que l'épilepsie a fait des progrès. Autrefois très douce, aujourd'hui méchante, emportée, susceptible de fureur ; cet état a nécessité son admission aux petites loges. Le 8 juin 1825, état de mal qui a duré jusqu'au 15 ; le troisième jour elle a eu 90 attaques dans l'espace de quelques heures. Légères convulsions la veille de sa mort. Dans cet intervalle irritation gastrique toujours croissante ; saignée générale, sangsues à la tête, à l'épigastre, émollients, etc. Mort le 16.

Autopsie. Crâne petit, mince, front fuyant. Méninge non adhérente, substance grise injectée. Substance blanche des *cornes d'Ammon, dure,* consistante, se séparant facilement de la grise.

Observation VI.

(Bouchet et Cazeauvieilh., *Loc. cit.*; obs. XV.)

Laleu, 28 ans. Epilepsie congénitale; menstruation régulière ; attaques presque tous les jours et souvent même plusieurs le même jour. Point de prodromes, évacuations involontaires. Imbécillité ou démence ; après les attaques elle est méchante ; irritation gastrique : attaques devenues très fréquentes. Mort le 3 juillet 1825.

Autopsie. Capacité médiocre des ventricules ; corps striés et couches optiques un peu moins injectés que la substance blanche, qui est injectée, pointillée et visqueuse. Substance blanche des *cornes d'Ammon*, *dure*, s'enlevant par lambeaux ; corne gauche plus développée que la droite. Injection de la protubérance cérébrale.

Observation VII.

(Bouchet et Cazeauvieilh. *Loc. cit.*, obs. XVII.)

Liébod, 77 ans, dit avoir été affectée à 73 ans du ver solitaire, dont elle a rendu quelques fragments ; à cette époque attaques d'épilepsie sans autre cause connue ; avec prodromes. Les accès d'épilepsie ont lieu plusieurs fois dans le mois, accompagnés de vertiges. Facultés intellectuelles abolies. La malade croit toujours avoir le ver solitaire, refuse les soins qu'on veut lui donner pour une affection du cœur, causant l'asthme, une douleur à l'épigastre et un fort dévoiement qu'elle a depuis très longtemps. Morte sans convulsions le 24 juillet 1825.

Autopsie. La substance grise présente généralement une teinte foncée en couleur, sans être précisément rosée. Substance blanche un peu injectée ; sérosité limpide dans les deux ventricules ; teinte foncée légèrement lie de vin dans les deux couches optiques à peu près au même degré. *Cornes d'Ammon* d'une consistance remarquable, la substance blanche ne se sépare pas de la grise.

Observation VIII.

(Bouchet, *Annales médico-psychologiques* 1853 ; p. 216 ; obs. XIV.

Induration générale. Femme de 55 ans. Epilepsie depuis son enfance. Vertiges très fréquents ; grandes douleurs de tête ; tremblements fréquents dans les membres ; apparence d'une vieillesse anticipée.

Pneumonie intense. Mort.

Autopsie. Tête : Membranes épaisses et infiltrées ; cerveau ayant l'aspect de l'induration formée par l'alcool ; circonvolutions chagrinées ; densité générale, notamment dans les centres ovales, dans le corps calleux et dans les *cornes d'Ammon*, dont la section est crépitante, cervelet ferme.

Poitrine : Hépatisation du poumon gauche.

Observation IX.

(Bouchet. *Annales médico-psychologiques* 1853. p. 217. obs. XVII.)

Induration générale. Fille de 70 ans. Vers intestinaux et convulsions dans l'enfance. Première attaque à 7 ans, après une chute ; continuation depuis cette époque, quelquefois jusqu'à cinq accès par jour ; engourdissements et tremblements dans les membres surtout à gauche. Menstruation à 10 ans ; à 11 ans paralysie pendant 15 jours du côté gauche. Chlorose jusqu'à 12 ans. Attaques très fortes jusqu'à 50 ans, subites, et augmentant encore à cette époque d'âge critique.

Forme des attaques ne ressemblant précisement, ni à l'épilepsie, ni à l'hystérie, selon M. Calmeil. Attaques diminuant ensuite progressivement, mais présentant encore des tremblements, avec raideur des membres et pertes de connaissance ; se tenant difficilement debout, marchant avec peine, et tremblant dans presque tous ses membres ; mémoire affaiblie. Etouffement depuis douze à quinze ans, jambes souvent enflées. Scorbut depuis dix ans. Affaiblissement progressif et mort.

Autopsie. Tête : Méninges épaisses et infiltrées de sérosité. Substance grise, inégale et chagrinée au sommet, d'une consistance ordinaire ; substance blanche très ferme dans tous les points du cerveau, sans aucune différence entre les deux hémisphères et leurs différents lobes. Résistance très forte dans la section du scalpel, dont les coupes sont érigées et brillantes ; *cornes d'Ammon consistantes* et plus épaisses dans leurs couches d'enveloppe. Cervelet à l'état normal, bien moins consistant que le cerveau, ainsi que la protubérance annulaire.

Poitrine : Hydropéricarde ; hypertrophie du ventricule gauche. Poumons sains.

Observation X.

(Bouchet. *Annales médico-psychologiques*. 1853. p. 218, obs. XVIII).

Induration de la substance blanche. Fille de 70 ans. Première attaque pendant les désordres révolutionnaires de 1792. Dans les dernières années, convulsions fréquentes avec vertiges, affectant tous les membres également, ayant déterminé un état maladif général. Mort pendant la nuit à la suite d'une série d'accès.

Autopsie. Tête : Affaissement général du cerveau. Substance grise superficielle, molle dans tous les points du cerveau, mais sans adhérence avec les membranes ; substance blanche ferme dans tous les lobes et parsemée de stries bleuâtres. Au centre des lobes temporaux, noyaux durs correspondant à l'extrémité antérieure de la *corne d'Ammon*; *cornes d'Ammon* plutôt *molles* que fermes. Substance grise du cervelet très molle; substance blanche très ferme au contraire.

Poitrine : Cœur petit et flasque; poumon simplement engoué.

Observation XI.

(Bouchet. *Annales medico-psychologiques*, 1853 p. 218; obs. XIX).

Induration générale, tubercule. Fille de 45 ans. Teint pâle et profondément ridé. Première attaque à 20 ans. Engourdissements, fourmillements, sensations douloureuses dans tous les membres; à la suite, emportements et violences pendant quelque temps. Caractère habituellement difficile et quinteux; affaiblissement progressif de la mémoire. Dans les derniers temps, engorgements des bronches, gêne de la respiration. Mort.

Autopsie. Tête : Densité de toutes les surfaces du cerveau très prononcée au toucher; tubercule de la grosseur d'un haricot, très dense à la surface du lobe temporal gauche, se confondant avec les circonvolutions environnantes; circonvolutions supérieures du cerveau érigées et décolorées, donnant une sensation de fermeté prononcée; fermeté continuant à l'incision dans les deux substances, dont la grise est pâle et décolorée, dont la blanche est d'un blanc brillant offrant parfois des vaisseaux dilatés et gorgés de sang, ou des trous formant une sorte de lame criblée , comme dans le lobe temporal tuberculeux ; partout la section faisait sentir une sorte de cri comparable à celui de la neige pressée entre les doigts, et chaque tranche résistait fortement à la traction. Fibres très apparentes, mais se rompant facilement, si l'on tente de les séparer entre elles. Parties centrales à l'état normal, sauf les *cornes d'Ammon,* denses à leur grosse extrémité. Cervelet et moelle épinière à l'état normal.

Poitrine : Cœur volumineux ; hypertrophie du ventricule gauche.

Observation XII.

(Bouchet. *Annales médico-psychologiques*, 1853. p. 219. obs. XX).

Induration et absorption du lobe temporal droit et du lobe cérébelleux gauche. Fille de 42 ans. Depuis 20 ans à la Salpêtrière dans un état d'imbécillité. Convulsions épileptiques, tous les jours, de tout le corps, surtout à gauche. Locomotion difficile ; côté gauche paralysé ; atrophie du membre supérieur avec contracture. Mort à la suite d'attaques réitérées.

Autopsie. Tête : Crâne peu développé, plus épais et moins large à droite qu'à gauche. Hémisphère gauche plus développé que le droit dans tous les sens. Lobe temporal droit, petit, contracté, ratatiné et d'une consistance excessive, beaucoup plus petit relativement au lobe antérieur gauche. Hémisphère droit du cervelet beaucoup plus développée que le gauche, qui, à l'inverse du cerveau, est sensiblement plus ferme que le droit, Substance nerveuse de l'hémisphère droit, peu épaisse au dessus du ventricule, qui est large et plein de sérosité. Consistance uniforme dans toute son étendue, sauf dans le lobe temporal, ou elle se raffermit du côté de la couche optique qui est petite, ratatinée et bosselée. Corps strié du même côté, un peu moins développé et plus ferme, ainsi que la *corne d'Ammon.* Substance nerveuse de l'hémisphère gauche injectée et rosée dans toutes ses parties, et presque molle. Endurcissement du cervelet, plu prononcé dans le ganglion dentelé.

Observation XIII.

(Bouchet. *Annales médico-psychologiques* 1853, p. 221, obs. XXIII.)

Induration du lobe temporal droit. Fille de 64 ans. Epileptique depuis un long temps, mais indéterminé. S'enivrant fréquemment. Attaques convulsives tous les mois à peu près. Ne se plaignant pas de gêne dans les mouvements. Morte à la suite d'attaques réitérées.

Autopsie. Tête : Membranes épaisses et injectées. Hémisphère droit : lobe temporal présentant au milieu de sa surface inférieure une teinte jaunâtre, avec dépression se prolongeant dans la substance grise et aboutissant à un endurcissement très marqué, qui se prolonge dans la *corne d'Ammon*, dont l'extrémité antérieure forme une espèce de noyau dur assez volumineux ; lobe antérieur inégal ; adhérences de la méninge à quelques circonvolutions en dehors du sillon olfactif, qui sont jaunâtres, atrophiées, très dures, et aboutissent à un noyau de substance blanche très ferme ; le reste de l'hémisphère, généralement ferme dans toutes ses parties, blanche, grise et centrale. Hémisphère gauche participant à la fermeté générale, sans particularité. Cervelet : Substance blanche également très ferme.

Observation XIV.

(Bouchet. *Annales médico-psychologiques* 1853, p. 222, obs. XXIV.)

Induration des cornes d'Ammon, notamment de la gauche. Fille de 39 ans. A huit ans convulsions qui durent huit jours, avec perte de connaissance et émission d'une grande quantité de vers. A la suite, continuation des attaques épileptiques ; faiblesse de tout le côté gauche et raccourcissement du membre inférieur du même côté. Caractère irascible ; mémoire très courte et facultés intellectuelles bornées. Agitation convulsive des membres du côté gauche dans l'attaque, et perte de connaissance ; souvent simples vertiges avec perte de connaissance. Engourdissements et fourmillements dans le même côté gauche pendant les intervalles. Insensibilité du même côté au pincement. Menstruation régulière de vingt à trente six ans. Devoiement et œdème progressivement général. Mort.

Autopsie. Tête : Crâne très épais partout. Membranes épaisses et résistantes. Cerveau mou, s'affaissant facilement ; substance grise généralement molle ; substance blanche poisseuse, happant au scalpel. *Corne d'Ammon* gauche très dense, comme raccornie, donnant à l'incision une substance homogène, jaunâtre et comme lardacée ; corne d'Ammon droite dense et résistante, mais non confondue en une substance homogène et ne criant pas sous le scalpel. Petite cavité celluleuse à parois indurées dans le lobe antérieur droit, au devant du corps strié. Protubérance grave de la moelle allongée, et cervelet mou.

Observation XV.

(Bouchet. *Annales médico-psychologiques* 1853, p. 223, obs. XXV.)

Induration des deux cornes d'Ammon. Fille de 14 ans. Mère épileptique ; frères et sœurs morts dans les convulsions. Attaques convulsives dans son plus bas âge. Vertiges pendant toute l'enfance. A treize ans, époque de la première menstruation, commencement d'attaques d'épilepsie, qui continuent. Cécité complète et passagère à la suite d'une attaque. Douleurs de tête, crampes et engourdissements habituels dans les membres, surtout à gauche. Intelligence et mouvements libres. Après chaque accès, traînant la jambe gauche pendant quelque temps. Mort dans une série d'attaques.

Autopsie. Tête : Sérosité sanguinolente dans l'arachnoïde ; extravasation de sang dans le tissu sous arachnoïdien. Hémisphère droite : injection et mollesse de la substance grise ; fermeté de la substance blanche. *Corne d'Ammon* petite, très dure, offrant un aspect tendineux. Hémisphère gauche : Substance blanche moins ferme, mais moins petite et moins racornie que la droite. Autres parties nerveuses à l'état normal.

Observation XVI.

(Bouchet. *Annales médico-psychologiques*, 1853, p. 223, obs. XXVI.)

Induration des deux cornes d'Ammon et de l'hémisphère gauche. Fille de 39 ans. Convulsions dans l'enfance continuant en épilepsie. Céphalalgies habituelles. Engourdissements et douleurs dans les membres, surtout à droite. Caractère entêté, opiniâtre et méchant. A la suite des attaques ; paralysie à droite disparaissant peu à peu, mais incomplètement. Dans les accès, les convulsions sont très fortes à gauche, à peine sensibles à droite. Mort à la suite d'un abcès.

Autopsie. Tête : Hémisphère droite fortement injecté, généralement rosé et d'une densité normale. *Corne d'Ammon, indurée*, petite, raccornie. Hémisphère gauche, généralement petit, ratatiné, et induré. *Corne d'Ammon indurée*, petite, raccornie. Cervelet : lobe droit petit et dur ; lobe gauche injecté et d'un volume ordinaire.

Observation XVII.

(Bouchet. *Annales médico-psychologiques*, 1853, p. 224. Obs. XXVII).

Induration des lobes temporaux et de la corne d'Ammon. Fille de 24 ans. Première attaque d'épilepsie à 14 ans, à la suite d'une frayeur. Continuation des attaques. Affaiblissement progressif des facultés, notamment de la mémoire. Aversion pour tout mouvement, accès de fureur fréquents à la suite des attaques. Mort dans un violent accès.

Autopsie. Tête : membranes épaisses et fortement injectées, non adhérentes. Hémisphère droit : à la partie supérieure du lobe temporal, surface chagrinée, inégale et romollie. Même altération, aussi superficielle, à la partie inférieure du lobe frontal droit; teinte profondément piquetée et rouge du tissu de ces différents points; substance blanche, ferme et résistante, dont les tranches sont faites par saccades, un peu peu poisseuse; au centre du lobe temporal, endurcissement de substance nerveuse correspondant à la *corne d'Ammon.* Hémisphère gauche : surface chagrinée, inégale et ramollie à la partie inférieure du lobe temporal, comme à droite; même endurcissement dans le centre du lobe temporal, mais bien plus prononcé. *Corne d'Ammon*, moins volumineuse, plus pâle et plus résistante que du côté droit. Cervelet : substance grise assez molle; substance blanche ferme.

Observation XVIII.

(Bouchet. *Annales médico-psychologiques*, 1853, p. 225. Obs. XXVIII.)

Induration de l'hémisphère gauche du cerveau, surtout de la corne d'Ammon. Fille de 39 ans. Affectée d'épilepsie depuis plusieurs années. Aliénation mentale consécutive aux accès. Asthme depuis longtemps. Oppression, râle, perte de connaissance. Mort sans convulsions.

Autopsie. Tête : méninges injectées. Teinte rosée générale superficielle. Hémisphère gauche : toute la substance nerveuse, ferme et résistante, coupée seulement par saccades, et faisant entendre à chaque section, sous la pression du scapel, le bruit particulier à cette altération ; injection et teinte rosée de toute la substance. A l'extrémité antérieure de la *corne d'Ammon*, noyau circonscrit de substance nerveuse indurée, comme cartilagineuse, se prolongeant dans la corne d'Ammon, qui est petite, comme contractée, donne au doigt la sensation d'une corde tendineuse, et présente à la section l'aspect lardacé des tissus indurés. Hémisphère droit tout entier injecté, mais ayant partout une consistance normale. Cervelet et protubérance n'offrant rien de remarquable.

Observation XIX.

(Bouchet. *Loco citato*, p. 225. Obs. XXIX).

Induration des deux cornes d'Ammon. Fille de 34 ans. Epileptique depuis très longtemps. Céphalalgies fréquentes. Intelligence et mouvements en bon état. Caractère difficile et irritable. Attaques fréquentes, précédées et suivies d'actes de mauvaise humeur, et souvent de violence. Pleuro-pneumonie double. Mort.

Autopsie, Tête : Crâne épais et pesant; méninges blanchâtres et épaisses ; surface du cerveau des deux hémisphères généralement rosée. Aspect chagriné et résistance à la section de la couche grise superficielle le long de la grande scissure interlobaire. Substance blanche, ferme partout, notamment aux deux lobes antérieurs, où l'incision n'est faite que par saccades et produit le bruit accoutumé. Couches optiques et corps striés plutôt mous que fermes. *Cornes d'Ammon* petites, ressemblant à deux cordes tendineuses, uniformes, sans renflement antérieur. Consistance de l'enveloppe blanche normale, tandis que celle de la substance grise est dure, décolorée, et ne peut être coupée qu'avec force. Cervelet et protubérance annulaire bien sous tous les rapports, et contrastant ainsi avec le cerveau.

Observation XX.

(Bouchet. *Annales médico-psychologiques,* p. 226. Obs. XXX.)

Induration des deux cornes d'Ammon. Fille de 40 ans ; épileptique depuis l'enfance, n'ayant jamais eu son intelligence complète. Carie du pied ; phtisie pulmonaire. Mort.

Autopsie. Tête : Crâne épais dans les fosses temporales. Méninges généralement épaisses et blanchâtres. Fermeté assez prononcée de la plupart des circonvolutions, et notamment de celles des lobes temporaux. Section des substances donnant la sensation d'une fermeté prononcée, plus dans la substance blanche que dans la substance grise, plus forte encore dans les lobes temporaux, où l'incision est crépitante. Les deux substances des deux *cornes d'Ammon* sont confondues en une substance homogène, contractée et presque cartilagineuse, un peu plus dure à droite qu'à gauche. Autres parties du cerveau et cervelet bien.

Observation XXI.

(Bouchet. *Annales médico-psychologiques,* 1853, p. 226. Obs. XXXI.)

Induration de la corne d'Ammon droite. Fille affectée depuis bien des années d'attaques d'épilepsie. Phthisie pulmonaire. Mort.

Autopsie. Substance grise un peu injectée. Consistance normale des deux substances. *Corne d'Ammon* droite, contractée, ratatinée, et comme lardacée. *Corne d'Ammon* gauche normale.

Observation XXII.

(Bouchet. *Annales médico-psychologiqnes*, 1853, p. 227. Obs. XXXII.)

Induration de la corne d'Ammon droite. Homme de 29 ans. Imbécile et épileptique depuis son enfance. Affecté dans les derniers moments d'une violente irritation cérébrale, avec accès d'épilepsie se répétant sans cesse pendant quatre jours consécutifs. Mort.

Autopsie. Membranes injectées et rouges. Circonvolutions gonflées et pressées les unes contre les autres. Substance grise et blanche d'une consistance normale, très injectée et suintant, pour ainsi dire le sang. *Corne d'Ammon* droite, petite, contractée, ratatinée, *très dure,* surtout en avant où le tissu est véritablement lardacé. Rien de remarquable dans les autres parties de l'encéphale.

Observation XXIII.

(Bouchet. *Annales médico-psychologiques.* 1843, p. 227. Obs. XXXIII.)

Induration des deux cornes d'Ammon. Fille de 23 ans. Imbécile et épileptique depuis son enfance; ne répondant même pas aux questions. Mouvements généralement gênés, surtout dans le bras gauche, presque entièrement paralysé, avec contraction du poignet sur l'avant-bras, et de l'avant-bras sur le bras. Attaques convulsives très fréquentes pendant toute la vie. Dans les derniers moments, série d'attaques se terminant par un état général de contracture. Mort.

Autopsie. Crâne injecté et d'une épaisseur normale. Membranes résistantes et gorgées de sang. Substance corticale manifestement plus ferme à droite qu'à gauche, offrant des deux côtés, une couleur hortensia, dans toute son épaisseur. Substance blanche colorée généralement et plus ferme à droite qu'à gauche. Les deux *cornes d'Ammon* manifestement indurées, offrant à la partie antérieure un noyau dur, nacré, ne pouvant être écrasé par la pression, et semblable à un cartilage; bien plus prononcé à droite qu'à gauche. Protubérance annulaire, pédoncules et cervelet colorés comme le cerveau, mais d'une consistance normale.

Observation XXIV.

(Bouchet. *Annales médico-psychologiques*, 1853, p. 228. Obs. XXXIV.)

Induration des deux cornes d'Ammon. Fille de 37 ans. Imbécile et épileptique depuis son enfance. Pneumonie grave. Mort.

Autopsie. Crâne très épais, très dur et injecté. Membranes injectées, épaisses et résistantes. Circonvolutions cérébrales petites et chagrinées, surtout à la partie antérieure et latérale de l'hémisphère gauche, et à la partie postérieure de l'hémisphère droit. Couche corticale de consistance ordinaire dans tous les points. Fermeté prononcée de la substance blanche dans les points indiqués. Consistance normale partout ailleurs. Les deux *cornes d'Ammon* petites, *indurées*, presque cartilagineuses, et pâles surtout à leur partie antérieure. Autres parties du cerveau et du cervelet à l'état normal.

Observations XXV.

(Bouchet. *Annales médico-psychologiques*, 1853, p. 228. Obs. XXXV.)

Induration de la corne d'Ammon gauche, plaques osseuses. Femme de 71 ans. Entrée comme épileptique dès l'âge de 23 ans. Dans ses attaques, tombant plus fréquemment sur le côté droit que sur le côté gauche. Trouvée morte le matin aux pieds de son lit.

Autopsie. Crâne épais et injecté, fracturé au pariétal et au temporal droits. Méninges ecchymosées. Teinte rouge brun de la substance cérébrale sans profondeur. Plaques osseuses disséminées dans la dure-mère des deux côtés du sinus longitudinal. Substance cérébrale fortement sablée de sang, de consistance normale en général. Fermeté prononcée dans le lobe moyen gauche, dont la *corne d'Ammon* est manifestement *indurée et atrophiée*. La corne d'Ammon droite et toutes les autres parties du cerveau et du cervelet sont dans un état normal.

Observation XXVI.

(Bouchet. *Annales médico-psychologiques*. 1853. p. 230, obs. XL.

Tumeurs fibreuses, indurations. Femme de 63 ans. Affectée depuis très longtemps de convulsions épileptiques, légères à gauche et prononcées à droite. Se servant difficilement du membre supérieur droit depuis longtemps, et dans les derniers mois ne pouvant plus s'en servir à cause de sa paralysie presque complète. Affaiblissement général et progressif des facultés intellectuelles et morales; colère facile et fréquente; parole habituellement gênée, non pas tant à cause de la gêne des mouvements de la langue que par l'impossibilité de trouver les mots; impatience fréquente à la suite d'efforts inutiles, et substitution du mot bêtise. Dans les derniers moments utéro-péritonite. Mort.

Autopsie. Crâne épais et spongieux. Méninges infiltrées et opaques, adhérentes à la substance grise, le long de la grande scissure et de la scissure latérale à gauche, où elles contiennent trois tumeurs fibreuses de la grosseur d'un pois, caséeuses à l'intérieur et logées dans la substance grise même. Circonvolutions inégales, chagrinées, minces, ratatinées, dans la région supérieure notamment.

Hémisphère gauche: substance grise et blanche généralement fermes; induration très prononcée dans les lobes moyen et postérieur, où le scalpel déchire plutôt la substance par une coupe inégale. Grosse extrémité de la *corne d'Ammon* manifestement indurée. Hémisphère droit normal dans ses diverses parties. A la partie supérieure du pédoncule cérébelleux droit, petite tumeur indurée, presque cartilagineuse, grosse comme un grain de millet.

Observation XXVII.

(Bergmann. *Allg. Zeistschrift für Psychiatrie*, 1847, p. 377. Traduction du Dr Kéraval).

Homme. Epilepsie due à la syphilis. Accès épileptiques peu fréquents, mais très violents; surtout du côté gauche du corps. Hémiplégie brusque. Depuis son admission dans l'établissement anesthésie et affaiblissement croissants de tous les organes sensoriels.

Symptômes psychiques. D'abord de la dépression, puis de l'aliénation, enfin de l'obtusion intellectuelle, terminée par de la paralysie générale. Lésions du décubitus. Mort.

Autopsie. Epanchement séreux surtout de l'hémisphère gauche, moins prononcé dans le lobe antérieur et moyen du côté droit. Les deux *cornes d'Ammon* sont atrophiées et aplaties, dépourvues de leur saillie habituelle. L'atrophie s'étend aussi aux circonvolutions des lobes temporaux, surtout sur la circonvolution en crochet, qui, à droite, est quatre fois plus petite que ne le comporte la normale.

OBSERVATION XXVIII.

(Bergmann. *Allg. Zeist. für Psychiatrie,* 1854, p. 30. Traduction du Dr Kéraval).

Homme, 17 ans. L'épilepsie débuta chez lui à 5 ans, et devint persistante à 12 ans, Démence croissante.

Mort causée par des convulsions. Ramollissement des capsules surrénales.

Autopsie. Corne d'Ammon du côté gauche atrophiée, et de moitié plus petite que la droite.

OBSERVATION XXIX.

(Bergmann. *Correspondanzblatt der Dtsch. Gesell für Psychiatrie,* 1854 p. 68. Traduct. du Dr Kéraval).

Femme de 64 ans. Eclampsie dans l'enfance; imbécillité depuis l'âge de 18 ans. Amaurose des deux yeux et hallucination de la vue. D'abord elle déchirait ses vêtements sous l'influence des sensations anormales qu'elle éprouvait. De temps à autre, accès convulsifs et tremblement violent.

Démence et paralysie générale.

Tuberculose. Mort.

Autopsie. Hypertrophie moyenne des méninges, et faible trace d'un exsudat antérieur dans les sillons. Ramollissement des *cornes d'Ammon*, qui sont un peu atrophiées, et de leur revêtement de substance médullaire en partie disparu. Mêmes altérations dans les piliers de la voûte.

OBSERVATION XXX.

(Voppel. *Allg. Zeist. für Psychatrie*, 1854 p. 68. Traduction du Dr Kéraval.

Homme. L'épilepsie débuta à 7 ans, par des spasmes convulsifs dans le pied ; plus tard survinrent des accès complets suivis d'agitation et de névralgie. En même temps, fréquentes crises avortées, alternant avec des troubles de la sensibilité dans la moitié gauche du corps.

Manie accompagnée de dépression alternante et d'obstusion intellectuelle.

Pleurésie avec épanchement. Mort.

Autopsie. Adhérences de la pie mère au cerveau surtout le long de la faux. Entre le pont de Varole et le chiasma, cholestéatomes de quatre centimètres cinq dizièmes, sur 2 centimètres. Adhérences de la *corne d'Ammon* gauche, qui est aplatie, avec la paroi supérieure du ventricule dans son tiers inférieur.

OBSERVATION XXXI.

(Schröder van der Kolk. *Bau functioner der medulla*, 1859, p. 222, traduct. du Dr Kéraval.)

Homme. L'épilepsie débuta à 15 ans. Accès très graves alternant avec des crises très légères pendant lesquelles le malade demeurait assis sur sa chaise, sans convulsions et présentant seulement des vertiges. Absence de morsure de la langue, troubles importants de la respiration pendant l'accès.

Démence.

Mort pendant un accès.

Autopsie. On trouve dans le lobe postérieur droit une masse grise foncée, consistante, visqueuse, parsemée çà et là de points noirs saillants, allant en avant jusque dans le crochet du gyrus fornicatus et pénétrant profondément dans la substance réticulaire d'Arnold. On y trouve des stries de sang. Le pied du trigone qui arrive à cet endroit presque dans la corne inférieure, est atteint de dégénérescence et parsemé, au moment où il passe dans la masse infiltrée de pigment noir, qui il est aisé de suivre jusqu'à sa terminaison dans la partie inférieure de la *corne d'Ammon*. On trouve en cet endroit, (partie terminale) un vieil épanchement sanguin qu'avait probablement occasionné pendant le dernier accès, une nouvelle hémorrhagie.

Observation XXXII.

(Voppel. *Correspondanzblatt der Dtsch. Gesell für Psychiatrie*, 1862, p. 220, traduct. du Dr Kéraval.)

Homme de 39 ans. Epilepsie des adultes consécutive à une dépression morale prolongée. Hyperesthésie des nerfs sensitifs et sensoriels. A la suite d'un accès survenu 6 semaines avant la mort se produisit une paralysie du moteur oculaire commun gauche et du facial droit, avec anesthésie légère du côté droit du corps.

Démence, avec manie religieuse intercurrente.

Mort dans le coma.

Autopsie. Hyperhémie des couches corticales. Hydropisie du ventricule latéral droit. Apoplexie albumineuse, c'est-à-dire épanchement séreux dans le lobe moyen gauche, s'enfonçant vers la corne postérieure. *Corne d'Ammon* gauche étroite et d'une dureté extraordinaire. Poids du cerveau 1570.

Observation XXXIII.

(Meschede. *Referat in Allg. Zeist. für Psychiatrie* p. 415, traduct. du Dr Kéraval,)

Homme de 29 ans. L'épilepsie débuta chez lui à 15 ans. Accès jour et nuit ordinairement sans aura.

Démence et mutisme.

Pneumonie. Mort.

Autopsie. Ostéome gros comme une noix à la partie antérieure du lobe frontal gauche. Induration du noyau des olives. Dans la *corne d'Ammon* du côté gauche, on trouve *une cavité* en forme de fissure, communiquant avec le ventricule et dont la capacité correspond à la grosseur d'un demi haricot. Elle est revêtue d'un tissu vasculaire semblable au plexus choroïde.

Observation XXXIV.

Meschede. *Referat in Allg. Zeits. für Psychiatrie*, 1864, p. 490. Traduct. du Dr Kéraval.)

Homme de 20 ans. Epilepsie héréditaire, ayant débuté à 10 ans. A cinq mois, convulsions ayant duré plusieurs semaines accompagnées de paralysie de la langue. Accès épileptiques très fréquents, d'habitude sans aura.

Cet homme est idiot. Il n'a pu apprendre à prononcer quelques mots qu'à l'âge de neuf ans.

Phthisie pulmonaire. Mort.

Autopsie. Dans l'épendyme des cornes postérieures il s'est formé une production hétérotopique de substance grise. On rencontre aussi cette anomalie dans la substance médullaire au-dessous de l'écorce des lobes postérieurs. Les deux *cornes d'Ammon* présentent un peu d'*induration* en avant.

Observation XXXV.

(Ferth. *Allg. Zeits. für Psychiatrie*, 1867, p. 354. Traduct. du Dr Kéraval.)

Homme de 37 ans. Épilepsie héréditaire ayant débuté à 10 ans. Au début les accès étaient très rares, et ne se produisaient que toutes les quatre semaines. Congestion cérébrale violente durant un ou deux jours. Plus tard, surtout dans les derniers temps, accès beaucoup plus fréquents accompagnés d'aura. Depuis ses encéphalites, c'est-à-dire depuis un an, le malade est devenu excitable et amnésique. Il n'a pas tardé à être pris d'accès de délire continus.

Mort en cet état.

Autopsie. Pie mère, adhérant dans une petite étendue, avec la base des lobes temporaux ; sur une assez large surface, avec la base des lobes frontaux, ainsi qu'avec les circonvolutions frontales supérieures. Aplatissement des *cornes d'Ammon,* occupant à peu près les trois quarts de la largeur du prolongement sphénoïdal. Poids du cerveau 1316.

Les observations suivantes sont toutes tirées de Meynert (Vierteljahrsschr für Psychiatrie, 1867, p. 397 et suiv.). Elles ont toutes rapport à des cas de sclérose ou d'atrophie de la corne d'Ammon, chez des épileptiques (1).

Observation XXXVI.

Femme de 40 ans. Épilepsie ayant débuté à 10 ans.
Autopsie. Corne d'Ammon droite atrophiée. Poids du cerveau 940.

Observation XXXVII.

Homme de 22 ans. Agitation psychique.
Autopsie. Corne d'Ammon gauche scléreuse. Poids du cerveau 1559.

Observation XXXVIII.

Homme de 24 ans. Démence.
Autopsie. Corne d'Ammon gauche atrophiée. Poids du cerveau 1311.

Observation XXXIX.

Femme de 35 ans. Obtusion intellectuelle.
Autopsie. Les deux *cornes d'Ammon* sont *scléreuses.* Poids du cerveau 1199.

Observation XL.

Femme de 19 ans. Démence.
Autopsie. Sclérose des deux *cornes d'Ammon.* Poids du cerveau 1197.

---

(1) Une seule a trait à un cas de tumeur de la corne d'Ammon gauche ; nous la détacherons des autres, pour la rapprocher des autres cas de tumeurs des cornes d'Ammon.

Observation XLI.

Homme de 52 ans. Obtusion intellectuelle.
Autopsie. Sclérose de la *corne d'Ammon* gauche. Poids du cerveau 1331.

Observation XLII.

Homme de 28 ans. Manie.
Autopsie. Corne d'Ammon gauche *atrophiée*. Poids du cerveau 1355.

Observation XLIII.

Homme de 39 ans. Après chaque accès d'épilepsie, amblyopie durant une demi-journée, et hallucinations de la vue. Démence.
Autopsie. Corne d'Ammon gauche *indurée*. Dans le sillon qui sépare la circonvolution en crochet de la circonvolution fusiforme, il existe une gomme syphilitique pénétrant entre les deux circonvolutions, gomme ayant le volume d'une noisette.

Observation XLIV.

Homme de 21 ans. Épileptique depuis l'âge de 8 ans, à la suite d'une frayeur. Démence.
Autopsie. Corne d'Ammon gauche *atrophiée*. Poids du cerveau 1355.

Observation XLV.

Homme de 25 ans. Démence.
Autopsie. Atrophie des *cornes d'Ammon*, surtout de la gauche. Poids du cerveau 1324.

Observation XLVI.

Homme de 37 ans. Manie.
Autopsie. Sclérose des deux *cornes d'Ammon*. Poids du cerveau 1358.

Observation XLVII.

Femme de 32 ans. Obtusion intellectuelle.

Autopsie. Induration de la *corne d'Ammon* gauche. Poids du cerveau 1072.

Observation XLVIII.

Homme de 26 ans. Démence.

Autopsie. Sclérose de la *corne d'Ammon* droite. Poids du cerveau 1242.

Observation XLIX.

Homme de 23 ans. Épilepsie ayant débuté à 13 ans. Démence.

Autopsie. Sclérose de la *corne d'Ammon* droite. Poids du cerveau 1248.

Observation L.

Femme de 35 ans. Épilepsie ayant débuté à l'âge de un an. Démence.

Autopsie. Atrophie de la *corne d'Ammon* droite. Poids du cerveau 1022.

Observation LI.

Homme, mort pendant un accès d'épilepsie.

Autopsie. Hyperhémie des méninges et de la substance blanche du cerveau, pâleur de l'écorce. Dans les deux circonvolutions en crochet on trouve des apoplexies capillaires récentes. *Induration* des *cornes d'Ammon,* présentant à la coupe un éclat cireux.

Observation LII.

Homme. L'épilepsie débuta chez lui à l'âge de 4 ans.

Autopsie. Dureté cartilagineuse et atrophie de la *corne d'Ammon* gauche.

Observation LIII.

Femme de 18 ans. Épilepsie à partir de la jeunesse.

Autopsie. Induration cartilagineuse et atrophie de la *corne d'Ammon* gauche.

Observation LIV.

Homme chez qui l'épilepsie débuta à 6 ans. Accès très fréquents, jusqu'à quarante par jour.

Autopsie. Corne d'Ammon gauche d'une *dureté cartilagineuse,* et très étroite. Sur les bords de sa section transversale, on constate une transparence analogue à celle de la corne.

Observation LV.

(Meynert. *Versammlung des Vereins für Psychiatrie*, 3, IV, 1869 et Erlenmeyer's Archiv, 1869, p. 279, Traduct. du Dr Kéraval.)

Le sexe n'est pas indiqué par Meynert. Épilepsie durant depuis longtemps. Démence.

Autopsie. Atrophie et sclérose principalement de la *corne d'Ammon* gauche.

Observation LVI.

(Meynert. *Loco citato,* p, 279.)

Le sexe n'est pas indiqué par Meynert. Épilepsie durant depuis longtenps. Démence.

Autopsie. Atrophie et sclérose principalement de la *corne d'Ammon* gauche.

Observation LVII.

(Meynert. *Vierteljahrsschr für Psychiatrie*, 1867, p. 398.)

Chez un épileptique, sur lequel Meynert ne nous fournit d'ailleurs pas de renseignements, voici les lésions qu'il constata à l'autopsie : un *cysticerque* du plexus choroïde de la *corne d'Ammon* gauche, qui, en raison de son étendue (il avait plus d'un centimètre), fait adhérer le plexus choroïde avec la face intra-ventriculaire de la corne d'Ammon. L'adhérence est parsemée d'une épaisse injection vasculaire.

OBSERVATION LVIII.

(*Bericht über die nieder osterreich. Landes Irrenanstatt.* Ybbs, von 1872, p. 54. Tabelle XV, A, n° 19. Traduction du Dr Kéraval).

Homme de 22 ans. Epileptique depuis 20 ans.

Depuis son enfance, le malade eut des convulsions. Un traumatisme, à trois ans, entraîna de la parésie et de la contracture des extrémités gauches. Le malade se plaint de sensations olfactives et auditives désagréables. Agitation.

Phthisie. A neuf ans, affection du foie avec délire. Mort.

Autopsie. Méningite et périencéphalite chroniques. Atrophie du cerveau droit et du cervelet gauche. *Sclérose* de la *corne d'Ammon* droite. Poids du cerveau, 1390.

OBSERVATION LIX.

(*Bericht über die nieder osterreich.* Landes Irrenanstatt. Ybbs, von 1872, p. 56. Tabelle XV. A, n° 20. Traduct. du Dr Kéraval.)

Homme de 28 ans; épileptique depuis l'âge de 17 ans.

Vertiges et crises avortées à partir de l'âge de 11 ans, d'abord tous les huit jours, puis bien plus fréquents et bientôt survinrent des accès complets jusqu'à 8 par jour. Enfin, ils redevinrent de nouveau plus rares.

Troubles mentaux. Hallucinations de l'ouïe et du toucher depuis l'âge de 19 ans.

Phthisie et épanchement pleural. Mort pendant un accès.

Autopsie. Hyperhémie des méninges et épanchement de sang dans le lobe frontal droit. *Sclérose* de la *corne d'Ammon* gauche. Poids du cerveau, 1406.

Observation LX.

(*Bericht über die nieder oster reich.* Landes Irrenanstatt. Ybbs, von 1872, p. 61. B, n° 12. Traduction du Dr Kéraval.)

Femme de 53 ans. Epilepsie durant depuis longtemps.

Accès complets et avortés pendant lesquels la malade, atteinte de vertiges, laisse tomber ce qu'elle tient entre les mains et perd connaissance pendant quelques secondes. Sensations anormales du côté des organes sexuels. (Carcinome ?) Démence.

Carcinome utérin et insuffisance mitrale. Mort.

Autopsie. Pachyméningite externe chronique. Leptoméningite chronique. *Sclérose* des deux *cornes d'Ammon*. Poids du cerveau, 1336.

Observation LXI.

(*Bericht über die nieder osterreich. Landes Irrenanstatt. Ybbs, von* 1872, *p.* 62. *B. n°* 11. Traduction du Dr Kéraval.

Femme de 37 ans, épileptique depuis l'enfance. Accès extrêmement fréquents. Sensibilité nerveuse extrême. A la plus futile occasion, convulsions de muscles isolés, liées ordinairement à de violentes céphalalgies. Tremblements et faiblesse des extrémités. Démence et souvent agitation.

Phthisie pulmonaire. Mort.

Autopsie : Pachyméningite interne et méningite chronique. Anémie cérébrale. *Sclérose* des deux *cornes d'Ammon*. Poids du cerveau, 1142.

Observation LXII.

(Jolly. *Bericht über die Irren-Abth des Juliusspital*, 1873, p. 48, n° 23. Traduct. du Dr Kéraval.)

Femme de 18 ans, épileptique depuis l'âge de 7 ans. Les accès jadis très fréquents, ont lieu maintenant pendant la nuit à des intervalles de 3 à 15 jours. Torpeur intellectuelle.

Typhus abdominal. Mort.

Autopsie : Point *scléreux* circonscrit des deux *cornes d'Ammon*. Pas d'autres anomalies.

Observation LXIII.

(Obermeier. *Archiv. für Psychiatrie*, 1873, p. 200.

Homme de 50 ans, épilepsie, contracture et parésie des extrémités. Anesthésie incomplète, remontant jusqu'au cou. Marasme. Accidents du décubitus. Mort.

Autopsie : Myélite circonscrite des cordons antérieurs au niveau de la troisième vertèbre dorsale. *Inégalité* des deux *cornes d'Ammon.*

Observation LXIV.

(W. Sander. *Archiv. für Psychiatrie*, 1873, p. 234).

Homme de 33 ans, épileptique. Sous prétexte qu'il ressentait une odeur très désagréable, le malade laissait tout à coup tomber tout ce qu'il tenait dans les mains, et faisait des mouvements de mastication. Plus tard, accès complets d'épilepsie. Céphalalgie très intense. Amaurose croissante; quelques semaines avant la mort, la sensibilité était encore en apparence normale.

Autopsie : Gliôme du lobe temporal gauche, gros comme une pomme, empiétant sur le lobe postérieur et antérieur. Le ventricule latéral contient un bourrelet en rapport, d'une part avec la base de la tumeur, d'autre part avec la *corne d'Ammon*. Celle-ci, dans sa moitié antérieure, est mamelonnée et de consistance inégale, généralement *très dure*. Adhérence solide de la pointe du lobe temporal avec la base du crâne.

Observation LXV.

(Stark. *Berich über Stephansfeld*, 1875, p. 13).

Femme de 20 ans, épileptique depuis sa jeunesse. Démence.

Autopsie : *Sclérose* totale des deux *cornes d'Ammon* dont la dureté cartilagineuse permet de faire des coupes microscopiques utilisables à l'état frais. Multiplication modérée des noyaux du tissu, mais point d'autre altération qui permette d'expliquer la consistance de l'organe.

Observation LXVI.

(Meschede. *Allg. Zeits für Psychiatrie*, 1873, p. 50. Traduct. du Dr Kéraval.)

Homme de 27 ans, ayant d'abord de six à dix accès d'épilepsie, puis de douze à quinze par mois. Cataracte capsulaire antérieure de l'œil droit. Démence modérée.

Autopsie : Adhérences de l'arachnoïde avec la dure mère et la pie-mère à la base, surtout au niveau de la protubérance. Substance blanche dure presque scléreuse. La partie antérieure des *cornes d'Ammon* est plus *dure* que d'habitude.

Observation LXVII.

Tigges. *Allg. Zeitschrift für Psychiatrie* 1873 p. 179. Traduct. du Dr Kéraval).

Homme de 49 ans. Epilepsie héréditaire. Epileptique depuis son enfance. D'abord les accès étaient rares, puis devinrent plus rapprochés. Pas d'accès complets, beaucoup de crises avortées. Autrefois le malade avait des hallucinations de la vue, actuellement cécité. Anesthésie légère ; le malade oscille quand on lui ferme les yeux. Enfin plus tard réflexe lent surtout à droite. Démence.

Autopsie. Epanchement récent du volume de la paume de la main, sur la convexité de l'hémisphère droit. Hémisphère gauche un peu atrophié surtout au niveau du lobe temporal (première temporale normale ; deuxième et troisième temporales atrophiées). La circonvolution d'hippocampe et la circonvolution fusiforme sont légèrement atrophiées. La circonvolution linguale est peu altérée. La *corne d'Ammon* gauche est plus mince et plus petite que la droite. Tumeur assez volumineuse entre la couche optique, le trigone et le corps calleux du côté gauche.

Observation LXVIII.

(Tigges. *Allg. Zeistchrift für Psychiatrie,* 1873, p. 187. Traduct. du Dr Kéraval).

Homme de 73 ans, épileptique depuis 2 ans. A la suite de deux accès apoplectiques le malade fut pris de mélancolie accompagnée d'hallucinations de tous les sens, mais surtout de la vue et du toucher. Sensations douloureuses dans tous les membres ; la sensibilité étant d'ailleurs normale. A des intervalles de quelques semaines, vrais accès d'épilepsie.

Autopsie. Pachyméningite hémorrhagique. Kyste à parois dures comme du cuir dans la troisième circonvolution temporale droite, et dans la circonvolution fusiforme, pénétrant à travers tout le lobe temporal. *Corne d'Ammon* droite *plus volumineuse* à la coupe que la corne d'Ammon gauche.

Observation LXIX.

(Snell. *Allg. Zeits. für Psychiatrie,* 1875. p. 640. Traduct. du Dr Kéraval).

Homme de 33 ans, épileptique depuis 2 ans, à la suite d'une affection cérébrale aiguë. A la suite d'une lésion cérébrale inflammatoire, se déclarèrent aussitôt chez ce malade des attaques d'épilepsie, des troubles psychiques, des accès d'angoisse, des hallucinations, surtout du côté de la vue, accès survenant d'habitude toutes les nuits.

Plus tard hébêtement.

Mort pendant un accès épileptique. Le malade avait eu 23 accès en trois heures.

Autopsie. Tumeur molle, rougeâtre venant de la partie antérieure de la *corne d'Ammon* du côté droit, (cet organe est complètement envahi par la tumeur) parcourant le lobe postérieur du cerveau, et pénétrant aussi dans son lobe moyen. Cancer médullaire. Poids du cerveau, 1520.

Observation LXX.

(Snell. *Allg. Zeits. für Psych.* 1875, p. 641.)

Homme de 19 ans, épileptique depuis 18 ans. A la suite d'une méningite de la première enfance survinrent chez le malade de l'épilepsie et de l'idiotie. A la suite des accès rire convulsif et sardonique. Idiot.

Mort pendant un accès.

Autopsie. La corne d'Ammon gauche est recoquevillée, et se présente sous le forme d'un mince cordon induré. Elle n'est plus constituée que par du tissu conjonctif. Poids du cerveau 1160.

Observation LXXI.

(Snell. *Allg. Zeits. für Psychiatrie*, 1875, p. 641.)

Homme de 24 ans, épileptique depuis 8 ans. A la suite d'une fièvre typhoïde à l'âge de 7 ans, le malade resta toute une année souffrant et conserva une grande faiblesse mentale. Epilepsie à l'âge de 16 ans. Bientôt survint de la démence.

Agitation à la suite des accès.

Mort pendant un accès. Insuffisance et rétrécissement mitral.

Autopsie. Corne d'Ammon gauche *indurée.* Poids du cerveau 1220.

Observation LXXII.

(Snell. *Allg. Zeits. für Psych.* 1875 p. 641.)

Homme de 26 ans. Epileptique depuis 19 ans. Faible développement du corps et de l'intelligence. Crises de vertige accompagnées de céphalalgie à l'âge de 7 ans. Bientôt après, début de l'épilepsie. Troubles considérables de la parole. Hébétement, accompagné d'une grande excitabilité.

Mort pendant un accès.

Autopsie. Les deux *cornes d'Ammon* sont rétractées sous forme de cordon dur. L'épendyme est villeux, épaissi comme du cuir ; mêmes altérations du côté du quatrième ventricule Poids du cerveau 1320.

Observation LXXIII.

(Hemkes. *Allg. Zeits. für Psychiatrie,* 1877, p. 679, Traduction du Dr Kéraval.)

Homme de 27 ans ; épileptique depuis 16 ans. Les accès, rares au début, sont devenus très fréquents depuis l'âge de 14 ans. Fièvre typhoïde à l'âge de 7 ans. Idiot.

Agitation à la suite des accès.

Mort pendant un accès.

Autopsie. Induration et atrophie de la *corne d'Ammon* gauche, dans sa moitié antéro-inférieure, dans une étendue de trois centimètres environ. La section transversale donne une coupe arrondie, au lieu de la forme ovale qui devait exister normalement. Poids du cerveau 1220.

Observation LXXIV.

(Hemkes. *Loco citato.*)

Homme de 52 ans. Le malade éprouva dans sa première enfance des attaques d'éclampsie qui ne tardèrent pas à se transformer en accès épileptiques à crises fréquentes. En même temps othorrée et troubles de l'audition.

Autopsie. Adhérences de la *corne d'Ammon* gauche avec la corne sphénoïdale du même côté. Ces deux organes sont amincis et *indurés* ; ils ont la forme d'un cordon. Poids du cerveau 1200.

Observation LXXV.

(Hemkes. *Loco citato.*)

Homme de 19 ans, épileptique depuis 18 ans, par le fait d'une méningite. L'épilepsie chez cet homme fut consécutive à une méningite dans la première année de sa vie. Développement physique très en retard. Idiot. Accès fréquents de manie après les crises.

Mort pendant un accès.

Autopsie. Ependyme de tous les ventricules fortement plissé. La *corne d'Ammon* gauche se présente sous l'aspect d'un cordon *dur* et aminci. Poids du cerveau 1160 gr.

Observation LXXVI.

(Hemkes. *Loco citato,* p. 680.)

Homme de 27 ans. Ce malade eut des convulsions treize semaines après sa naissance. Un mois plus tard, survinrent des accès d'épilepsie. Démence rapidement croissante. Mort pendant un accès.

Autopsie. Les deux *cornes d'Ammon* sont rétractées sous forme de cordons *durs,* semblables à des ficelles. L'épendyme qui les recouvre est rugueux et dur comme du cuir. Poids du cerveau 1320.

Observation LXXVII.

(Hemkes. *Lico citato..*)

Homme de 30 ans, épileptique depuis 18 ans, à la suite d'une scarlatine. A la suite d'une convalescence très lente, le malade eut des accès abortifs et plus tard des accès complets, croissant en intensité et en fréquence. Démence. Mort pendant un accès.

Autopsie. Corne d'Ammon droite réduite en un cordon mince, *dure* et consistante au toucher. Poids du cerveau 1480.

Observation LXXVIII.

(Hemkes. *Loco citato.*)

Femme de 33 ans, épileptique depuis 27 ans. L'épilepsie débuta chez cette malade à l'âge de 6 ans. Typhus à l'âge de 13 ans, à la suite duquel les accès auraient augmenté de fréquence. Démence avec agitation.

Autopsie. Corne d'Ammon gauche réduite à peu près de moitié. *Induration* considérable. Poids du cerveau 1050.

Observation LXXIX.

(Mühr. *Archiv. für Psychiatrie*, 1878, p. 131. Traduction du Dr Kéraval.)

Homme de 52 ans. Ce malade eut dans son enfance des accès très fréquents et très intenses, qui devinrent plus rares à 42 ans, mais se compliquèrent alors d'aura et d'état extatique durant des journées entières, et à la suite desquels se reproduisaient quelques accès suivis de délire et de conceptions religieuses délirantes à forme expansive durant également des jours entiers. Deux encéphalocèles de la grosseur d'une noix dans le frontal. Démence progressive. Phthisie. Mort.

Autopsie. Les deux *cornes d'Ammon* sont macroscopiquement normales. Au microscope, il n'existe que de faibles altérations. Les tractus de fibres nerveuses contiennent des corpuscules brillants, réfractant fortement la lumière, à contours accusés, plus ou moins sphériques, se colorant à peine par le carmin. Cellules de la névroglie, colloïdes.

Observation LXXX.

(Schüle. *Sectionsergbnisse*, 1874, p. 235. Traduction du Dr Kéraval.)

Homme de 26 ans, épileptique depuis six mois ; présentant des hallucinations très prononcées du toucher et de la vue, auxquelles vinrent se joindre plus tard des illusions et hallucinations de l'odorat et du goût. Plusieurs accès d'épilepsie jusqu'à la mort.

Démence croissante, accompagnée de dépression et d'exaltation psychiques alternant d'un jour à l'autre.

Autopsie. Enchondrome myxœmateux du plan incliné qui s'étend de la selle turcique au trou occipital. Hyperhémie de l'écorce cérébrale. La rougeur la plus vive, accompagnée de ramollissement se manifeste sur la substance corticale de la circonvolution en crochet. De cet endroit, les lésions conservent la même intensité, s'étendent en dedans jusque dans les couches grises de la *corne d'Ammon* (lésion symétrique). Le développement de la substance grise dans la région de l'hippocampe est tellement considérable, qu'il est probable qu'il existe une hyperplasie localisée.

Observation LXXXI.

(W. Sommer. *Allenberger Kranhenver. Zeichniss.* n° 1829. Traduction du Dr Kéraval.)

Homme de 62 ans, épileptique depuis l'âge de 14 ans. Ce malade eut à l'âge de 14 ans de très rares accès la nuit et des accès abortifs le jour, entremêlés de temps à autre d'attaques convulsives. Il éprouvait d'habitude après ces accidents des hallucinations et de l'agitation. Démence croissante.

Epanchement pleurétique. Mort.

Autopsie. La *corne d'Ammon* et le crochet sont des deux côtés *indurés,* de même que la périphérie. Lésions considérables de la corne d'Ammon *gauche* où les tissus sont extrêmement tendus, d'une dureté scléreuse ; la moelle épinière est également très ferme. Poids du cerveau 1260.

Observation LXXXII.

(W. Sommer. *Allenberger Kranhenver Zeichniss*, n° 1937. Traduction du Dr Kéraval.)

Homme de 34 ; ans ce malade éprouva depuis sa plus tendre enfance, presque chaque jour des accès d'épilepsie, dont la période comateuse était très longue. Démence. Agitation à la suite des accès.

Œdème pulmonaire. Mort.

Autopsie. Substance cérébrale ramollie, œdémateuse, piquetée de nombreux points hémorrhagiques. A la coupe, la *corne d'Ammon* gauche est beaucoup plus dure que la droite. Poids du cerveau 1407.

Observation LXXXIII.

(W. Sommer. *Loc. citato* n° 2103)

Homme de 46 ans, épileptique depuis 16 ans, à la suite de chagrins. Alcoolique. Les accès d'épilepsie débutèrent chez lui à l'âge de 30 ans. Ils eurent lieu d'abord à des intervalles de 4 à 6 semaines, puis se rapprochèrent graduellement jusqu'à devenir quotidiens ; plus tard ils devinrent plus rares, on n'en compte que de six à dix par mois. Nombreuses sensations anormales et hallucinations principalement dans le ventre. Démence croissante. Le malade prétend que le magicien qui l'a ensorcelié, siège dans son estomac, aussi prenait-il souvent des vomitifs pour s'en débarrasser. Mal de Bright. Mort.

Autopsie. Le lobe temporal gauche est ramolli dans son tiers antérieur où il présente trois foyers circonscrits. L'écorce est transformée en une masse d'un brun grisâtre, gélatiniforme, adhérente aux méninges. Le bord médian, et la *circonvolution d'hippocampe* au voisinage du crochet offre une *dureté* cartilagineuse. A deux centimètres de ce dernier et dans l'écorce du même lobe on trouve un cysticerque. Poids du cerveau 1425.

Observation LXXXIV.

(W. Sommer. *Loco-citato* n° 2403)

Homme de 28 ans, épileptique depuis 6 ans. Accès épileptiques, les uns complets, les autres incomplets accompagnés d'aura. Les accès débutent par un saut du malade qui se met à crier « à l'aide, au secours, » décrit un cercle et s'affaisse. Démence avec agitation.

Péricardite et rétrécissement mitral.

Autopsie. Pachyméningite externe. Œdème du cerveau. *Corne d'Ammon* droite extrêmement *dure*, presque cartilagineuse à son extrémité. Poids du cerveau 1395.

Observation LXXXV.

(W. Sommer. *Loco-citato*, n° 2023)

Homme de 25 ans. Epileptique depuis 10 ans ; héréditaire. Au début les accès se produisaient de 2 à 6 fois par jour ; (petit mal) plus tard plusieurs fois par semaine. Dans la dernière année de la vie les accès complets sont devenus plus rares. Hallucinations. « Dieu lui dit qu'il est le Christ, qu'il peut voler, et faire des merveilles » ; pour le démontrer il se précipite du haut d'un toit et se fait plusieurs fractures quelques années avant sa mort. Démence avec agitation.

Pyélite et Cystite. Mort.

Autopsie. Ramollissement de l'extrémité des deux lobes frontaux. *Corne d'Ammon* droite très *dure*, d'une dureté presque cartilagineuse à la coupe. A gauche état normal. Poids du cerveau 1396.

Observation LXXXVI.

(Claus. *Allg. Zeits. für Psych.* 1878, p. 335. Trad. du Dr Kéraval.)

Cas de sclérose cérébro-spinale, ayant présenté pendant la vie des paralysies de la sensibilité, d'abord dans les membres inférieurs, puis dans les membres supérieurs et dans le tronc avec diminution de la sensibilité. A l'*autopsie* entre autres lésions *scléreuses* on trouve une altération de même nature prononcée surtout dans les deux *cornes d'Ammon.*

Observation LXXXVII.

(Due à l'obligeance de M. le Dr Bourneville.)

T... Anastasie, 40 ans, célibataire, entrée à la Salpêtrière en novembre 1851 ; épileptique depuis l'âge de 10 ans.

La maladie a débuté par des étourdissements qui revenaient tous les quinze jours environ ; ils sont précédés de douleurs de tête, très violentes et souvent suivies d'agitation maniaque.

Sa maladie est attribuée par ses parents à une grande frayeur. En moyenne 10 à 12 accès par mois; nombreux étourdissements; trouble mental presque continuel; agitation maniaque.

Depuis son entrée à la Salpêtrière, la malade éprouva des étourdissements tous les deux jours; attaques complètes tous les quinze jours environ. Accès de folie dans les intervalles. Ces accès précédaient quelquefois les accès d'épilepsie; d'autrefois ils en étaient la conséquence.

Morte en avril 1871, à 45 ans.

Autopsie. Sur la face interne de la dure mère, on trouve quelques petites plaques hémorrhagiques, du côté droit. Le cervelet est mou, comme macéré. Quantité de liquide assez considérable dans la cavité arachnoïdienne. *Induration* de la *corne d'Ammon* du côté gauche. Poids du cerveau, 2180 gr.

Observation LXXXVIII.

(Due à l'obligeance de M. Bourneville.)

Flamb... Marie, 66 ans, blanchisseuse (Salpêtrière).

La malade aurait des « faiblesses » depuis 20 ans, et depuis 6 ans des accès d'épilepsie. Elle ne peut donner de détails sur l'origine de sa maladie. Mémoire très faible depuis 5 ou 6 ans, elle ne peut donner de renseignements sur une foule de points. Très nerveuse. Étourdissements quotidiens, accès très forts tous les mois environ. Maniaque.

Corps fibreux de l'utérus; anthrax; choléra. Mort.

Autopsie. Pie mère considérablement épaissie et injectée; elle s'enlève, pour ainsi dire, d'une seule pièce. Substance blanche et substance grise fermes sans injections. *Le corps godronné droit* à sa grosse extrémité est très dur, on ne peut l'écraser à la pression des doigts; celui du côté opposé s'écrase facilement. Peu de sérosité dans les ventricules latéraux. Poids du cerveau 1200 gr. — Tumeur utérine.

Examen microscopique fait par M. le professeur Bouchard.

Corps godronné droit. Le tissu est plus ferme que du côté opposé. On y trouve des vaisseaux capillaires dont les noyaux sont assez notablement multipliés, même sur les plus fins capillaires; dans les petites artères la tunique musculaire est intacte, l'adventice présente des noyaux plus nombreux qu'à l'état normal. On trouve dans le tissu, les éléments nucléaires assez nombreux, sphériques, ou légèrement ovoïdes ; de nombreux corps amyloïdes ; pas de corps granuleux, mais seulement de très fines et peu nombreuses granulations graisseuses ; pas d'état ni d'apparence athéromateuse des capillaires. Les cellules nerveuses (fusiformes) sont intactes. Les tubes nerveux sont sains.

Sur une deuxième préparation à 2 centimètres en arrière de la précédente, on trouve un nombre prodigieux de corps amyloïdes, réunis par une matière amorphe, transparente, très finement granuleuse et vaguement fibrillaire. En certains points, matière qui se colore par le carmin. Les vaisseaux présentent le même état de multiplication des noyaux que dans la partie voisine ; on ne trouve qu'à grand'peine quelques cellules nerveuses à contenu pigmenté ; il existe un grand nombre de noyaux libres ; pas de corps granuleux ; très peu de tubes nerveux.

Corps godronné gauche. Au toucher il est notablement moins ferme que le droit ; sur les bords il est même un peu mou et son énucléation s'est opérée moins facilement que celle du côté droit. L'apparence extérieure de ces deux corps est d'ailleurs la même. — A l'examen microscopique on trouve sur une partie de substance enlevée sur un point correspondant à celle du corps godronné droit : une absence complète de corps amyloïdes ; des vaisseaux capillaires, sans multiplication anormale des noyaux, mais offrant sur un certain nombre une altération athéromateuse. Peu de noyaux libres disséminés dans le tissu ; des tubes nerveux sains et des cellules nerveuses très nombreuses, plus volumineuses et plus arrondies que celles du côté malade avec granulations pigmentaires autour du noyau.

Observation LXXXIX.

Recueillie à la Salpêtrière, service de M. le professeur Charcot ; Due à l'obligeance de M. Bourneville.)

Chev..., Pauline, 44 ans, fleuriste. Cette femme, épileptique depuis son enfance, avait de fréquents accès. Entre ses accès, elle est dans le coma, couverte de sueurs profuses et visqueuses.

Hyperthermie du côté gauche du corps, pendant les accès. Morte à la suite d'accès répétés.

Autopsie. Suffusion sanguine sur la face convexe des hémisphères, plus marquée à droite. La pie mère de la base est légèrement injectée ; toutefois au niveau du lobe sphénoïdal droit, l'injection est plus prononcée. *L'hémisphère droit* pèse 5 grammes de plus que la gauche. La pie mère se détache facilement à droite. On voit alors sur certaines circonvolutions une couleur hortensia, quelques petites éraillures ; un pointillé fin sur d'autres. Ces lésions, légères d'ailleurs, sont surtout marquées sur les circonvolutions qui entourent la scissure de Sylvius. Au niveau de la circonvolution de la *corne d'Ammon*, induration très évidente, surtout à son extrémité. L'induration remonte en dedans tout le long de la circonvolution de la *corne d'Ammon*. *L'hémisphère gauche* présente également à sa surface une coloration hortensia et un piqueté comme à droite, mais moins marqués. L'extrémité de la *corne d'Ammon* offre aussi un certain degré d'induration, mais bien moins accusé de ce côté, l'induration est circonscrite à l'extrémité de la circonvolution. Des deux côtés, la substance cérébrale est humide au même degré. Poids du cerveau 1360.

Cette observation a été publiée dans les *Leçons cliniques* de M. Charcot, 1875.

Observation XC.

(Due à l'obligeance de M. Bourneville.)

Warn..., 32 ans, épileptique depuis l'enfance. Attaques complètes généralement. Un peu d'embarras de la parole.

Autopsie. Cerveau congestionné. Les méninges de la base sont un peu piquetées, adhérentes, pas suffisamment cependant pour entraîner en les enlevant des pertes de tissu. Les ventricules sont très dilatés. Ramollissement par macération du prolongement sphénoïdal du ventricule latéral. *Corne d'Ammon droite très dure.* Même macération du côté gauche.

Sur 38 observations d'épilepsie avec autopsie, recueillies dans le service de M. le Dr Bourneville, et qu'il m'a été donné d'examiner à l'hospice de Bicêtre, je n'ai trouvé que deux cas de lésions bien déterminées des cornes d'Ammon. Dans ces deux cas, il s'agit d'induration.

Observation XCI.

Chamb... (Eugène), 5 ans et demi, épileptique depuis l'âge de 3 ans.

Autopsie. Ventricule latéral *gauche* dilaté. Les circonvolutions qui forment la paroi sont amincies. *Induration* notable de la *corne d'Ammon* du même côté. Circonvolution du corps calleux atrophiée à sa partie antérieure. Les circonvolutions pariétale et frontale ascendantes sont irrégulières, anormales. Dans la première circonvolution frontale, foyer ocreux de 5 à 6 millimètres; même chose dans la deuxième frontale. Traînée ocreuse tout le long du bord supérieur de la face convexe, jusqu'au lobe occipital, portant sur toutes les circonvolutions avec atrophie de leur partie correspondante. Dilatation du ventricule *droit,* un peu moindre qu'à gauche. *Induration* également prononcée de la *corne d'Ammon.* Petit foyer ocreux de 2 millimèt. sur 5 millimèt. au niveau de la racine de la première frontale. Sillons assez profonds. Poids du cerveau 1140.

Observation XCII

Fér... (Alphonse), 14 ans, épileptique depuis l'âge de 4 ans.

Autopsie. Induration des deux *cornes d'Ammon,* à leur extrémité. L'induration est plus prononcée du côté droit. Poids du cerveau 1180.

Observation XCIII.

Chvostek. *Wiener medic Wochenschrift* 1871, n° 37 à 39. Thèse de Cossy, 1879, p. 52.)

Encéphalite de la corne d'Ammon droite.

Il s'agit d'un homme de 43 ans qui, en 1853, dans la convalescence d'une fièvre typhoïde eut une encéphalite, et qui conserva depuis, de la grande faiblesse de membre gauche.

En 1855, survint dans les membres : du tremblement, surtout dans le membre supérieur, tremblement qui alla en augmentant jusqu'en 1871.

En 1871, intelligence et sens normaux; langue normale. Mobilité du visage égale des deux côtés; tremblement ayant le caractère de la paralysie agitante. Mort plus tard de tuberculose.

Autopsie. La *corne d'Ammon* droite, la bandelette de l'hippocampe et le subiculum cornu Ammonis sont considérablement *atrophiés*. Toutes ces parties sont donc sclérosées, jaunâtres. Dans la corne d'Ammon tous les éléments nerveux ont disparu. La protubérance, le bulbe, la moelle sont normaux.

M. le Dr Cossy fait observer, que ce cas d'encéphalite du territoire de la corne d'Ammon ayant déterminé de la paralysie agitante, est un cas unique dans la science.

CHAPITRE IV.

Fréquence.

Les auteurs ne s'accordent pas tous à l'égard des statistiques relatives à la fréquence des lésions de la corne d'Ammon chez les épileptiques. Les documents qui existent d'ailleurs sur ce point sont assez peu nombreux. Diverses statistiques ont été faites en Allemagne, nous ne croyons pas qu'il y en ait eu de publiées en France, malgré que Sommer, dans les Archiv. für Psychiatrie, en donne une de M. le Dr Bourneville.

Pour Meynert les lésions de la corne d'Ammon existent presque constamment chez les épileptiques. Snell, ne les a rencontrées que dans trois à quatre pour cent des cas qu'il a observés. Hemkes, dix-sept fois sur cent. Holler, chez tous les épileptiques morts à Ybbs dans le cours de l'année 1872.

D'après Gerhardt, (*Handbuch der Kinderkrankeiten* Tubinge 1880), Otto accorderait une importance prépondérante aux altérations de la corne d'Ammon rencontrées par Meynert, bien qu'elles n'aient pas encore été considérées, dit-il, comme primitives. Otto prétend avoir rencontré chez presque tous les épileptiques de la sclérose et de l'atrophie d'une ou des deux cornes d'Ammon.

Nous empruntons aux *Archives de Neurologie*, nº 2, 1880, la statistique de Pfleger publiée par lui dans

Allgem. Zeitschrift für Psychiatrie, t. XXIV. L'auteur sur 43 autopsies d'épileptiques a trouvé vingt-cinq fois la corne d'Ammon atrophiée par sclérose. Cette lésion que Pfleger a trouvé développée au maximum et avec le plus de fréquence chez les épileptiques qui avaient eu des attaques convulsives intenses et répétées, lui paraît être consécutive aux troubles circulatoires déterminés par les attaques convulsives elles-mêmes. Pour ce qui est du retentissement si intense des troubles circulatoires sur la corne d'Ammon, cela tiendrait à la disposition spéciale des vaisseaux de la région.

Sommer, à l'asile d'Allenberger n'a trouvé que dix pour cent de lésion de corne d'Ammon chez les épileptiques; mais il croit qu'en tenant compte non seulement des lésions macroscopiques, mais encore des altérations qui ne se décèlent qu'au microscope (« je les ai trouvées deux fois sur trois cornes d'Ammon en apparence normales, dit-il, ») la proportion atteint le chiffre de trente pour cent.

Il nous a été donné d'examiner un assez grand nombre d'observations d'autopsies d'épileptiques, ou les lésions de la corne d'Ammon avaient, dans la plupart des cas, été relevées avec soin. Ces observations qui nous ont été communiquées par M. Bourneville, ont été recueillies à la Salpêtrière et à Bicêtre. Sur 38 autopsies d'épileptiques faites à Bicêtre, nous n'avons rencontré que deux cas de lésions de la corne d'Ammon, bien caractérisées. Nous en avons relevé 5 parmi les autopsies de la Salpêtrière, ce qui constituerait pour nous une moyenne de dix cas pour cent. C'est la moyenne de Sommer; mais nous croyons, comme lui, qu'un examen microscopique de cornes d'Ammon en apparence normales élèverait de beaucoup le nombre des cas, et que le chiffre de 14 pour cent donné par lui comme statistique de M. Bourneville, ne serait pas trop éloigné de la réalité.

L'influence de l'âge et du sexe sur les lésions de la corne d'Ammon est assez difficile à déterminer. Il semblerait toutefois résulter des observations publiées que cette lésion est plus fréquente chez l'homme.

Quant à l'*âge*, l'affection débuterait vers 5 ans, pour Hemkes, et ne se rencontrerait que chez les épileptiques qui n'ont pas atteint l'âge de 12 ans. Pfleger signale trois cas de début de l'épilepsie au delà de 20 ans dans lesquels il rencontra la sclérose des cornes d'Ammon. Pour lui l'âge moyen serait 12 ans. Enfin Sommer, après avoir cité 86 cas d'épilepsie chez les deux sexes, en conclut que l'âge moyen des lésions de la corne d'Ammon serait chez l'homme de 17 ans, chez la femme de 23 ans.

Cette divergence dans l'appréciation de l'âge auquel peuvent débuter les lésions de la corne d'Ammon, est telle, comme on le voit, que nous n'ayons pas cru devoir en tenir compte dans notre travail.

D'habitude les deux cornes d'Ammon sont lésées, car le côté qui paraît sain, n'a dans la plupart des cas qu'éprouvé simplement une moindre désorganisation que l'autre, mais il est cependant altéré.

D'après un tableau dressé par Sommer sur les cas de Pfleger, les cas classiques, et quelques autres cas, on arrive, en ne tenant pas compte du sexe, à trouver 30 cas de lésion de la corne d'Ammon droite, 37 de la corne d'Ammon gauche, et 39 de lésion bi-latérale. On ne peut donc, d'après ce relevé, assigner en aucune façon, une localisation de la lésion plutôt à droite qu'à gauche, ou *vice versâ*.

CHAPITRE V.

Anatomie pathologique.

Les lésions anatomiques de la corne d'Ammon sont de nature diverse; mais les plus fréquentes incontestablement consistent en indurations. Cette induration ou sclérose, peut être modérée ou aller jusqu'à un état cartilagineux de l'organe. Dans les deux cas, il peut exister concurremment une atrophie plus ou moins marquée. Il est à noter que le processus pathologique débute presque toujours, et atteint son maximum à l'extrémité de l'organe. Il est beaucoup plus rare de rencontrer du ramollissement, et quand il existe on peut avoir affaire à du ramollissement avec rougeur, ou à du ramollissement simple accompagné d'hémorrhagies punctiformes. Un dernier groupe de lésions, enfin, comprend les tumeurs diverses, dont la présence dans le prolongement sphénoïdal du ventricule latéral, peut détruire, comprimer ou envahir la corne d'Ammon.

Telles sont les lésions macroscopiques dont peut être atteinte la corne d'Ammon. Quant aux lésions microscopiques, n'ayant pu les constater nous-mêmes, nous nous reporterons aux analyses qui ont été faites par M. Bouchard et par Sommer. Les altérations portent surtout sur la couche de cellules pyramidales, tellement altérée que Sommer lui donne le nom de couche atrophique. On y rencontrerait, d'après cet auteur : des débris de vaisseaux à direction diverse dont les parois sont épaissies et brillantes, mélangés à des corps plus ou moins irréguliers à contenu granuleux et renfermant dans leur intérieur un ou plusieurs corpuscules nucléaires. Quant aux cellules pyramidales, elles font complètement défaut (1). M. Bouchard n'a pas trouvé de corps granuleux, mais seulement quelques granulations graisseuses, et de nombreux corps amyloïdes. Les couches qui recouvrent les cellules pyramidales à l'état normal, sont difficiles à distinguer ; elles sont confondues en une masse uniforme de substance fondamentale finement ponctuée, de fibres parallèles et radiées, de vaisseaux, et de noyaux arrondis.

Dans les parties contiguës à la lésion, les cellules pyramidales voient leur noyau, augmenter de volume, se rapprocher généralement de leur base, rester très nettement limité, et devenir granuleux. Dans les parties lésées le protoplasma disparaît graduellement pour faire place au noyau qui augmente de volume et ne tarde pas à venir remplir à lui seul toute la cellule atrophiée. Mais ce n'est qu'un stade transitoire, car on voit plus tard les noyaux se détruire, devenir très rares et très petits.

Par où commencent, et où s'arrêtent les lésions de la corne d'Ammon? Sommer croit que les lésions débutent le plus souvent par le corps godronné, et que de là elles peuvent s'étendre jusque dans l'ensemble de l'écorce cérébrale. Sans nier cette opinion, nous croyons qu'il serait besoin de recherches anatamo-pathologiques plus nombreuses, et à différents degrés, pour pouvoir résoudre cette question d'une façon générale.

1. Ce sont deux degrés d'un même processus pathologique.

CHAPITRE VI.

Pathogénie.

M. le professeur Charcot disait tout récemment que les affections de la corne d'Ammon sont les lésions cadavériques les plus fréquentes chez les épileptiques, et que lorsqu'elles manquent on rencontre toujours des désordres et des malformations cérébrales si palpables qu'on doit les considérer comme les causes de l'affection.

Les observations que nous venons de présenter montrent qu'il existe chez un certain nombre d'épileptiques une démence plus ou moins prononcée pendant la vie, et qu'il existe concurremment chez ces mêmes épileptiques des scléroses fréquentes de la corne d'Ammon.

Les cas dans lesquels l'intelligence reste normale malgré une lésion de la corne d'Ammon, indiquent simplement que la désorganisation des couches de cet organe n'a pas débuté par les parties servant à l'intelligence ; mais quand le malade a vécu un certain temps, la lésion altérant l'écorce entraîne des phénomènes psychiques. On peut de la sorte, expliquer ces troubles mentaux, par des lésions corticales consécutives aux lésions de la corne d'Ammon.

Un second groupe de faits, concerne la destruction directe de la corne d'Ammon par des tumeurs ; l'épilepsie concommittante peut se rapprocher alors de la pathogénie de Sommer que nous exposerons tout à l'heure.

Enfin dans un certain nombres d'observations, on a trouvé des lésions de la corne d'Ammon sans épilepsie, ni démence, fait tout-à-fait contraire à l'opinion qui admet que l'épilepsie ou l'idiotie soit la cause naturelle ou la conséquence de l'altération de cet organe, la sclérose de la corne d'Ammon ayant dans ces cas suivi la marche clinique habituelle.

L'opinion la plus généralement admise sur la pathogénie de l'épilepsie est celle de Schröder van der Kolk, à laquelle se range entièrement M. le professeur Jaccoud.

Voici du reste comment s'exprime à ce sujet le professeur Jaccoud : « L'interprétation du rapport entre « le cerveau et la moelle allongée a donné lieu à des « théories diverses parmi lesquelles la plus plausible « est la suivante (Schröder van der Kolk) à laquelle je « me rattache entièrement : l'excitation du bulbe est le « fait initial, et, en même temps qu'elle produit la « convulsion tétanique du système musculaire ani- « mal, elle provoque la contraction spasmodique des « vaisseaux de la pie mère et de la face, d'où la suspen- « sion de toutes les opérations cérébrales et la paleur « du visage. Le contractilité des vaisseaux de la « pie mère est démontrée depuis les expériences de « van Becke Callenfels ; on sait d'autre part que la « moelle allongée renferme les centres d'innerva- « tion du système vaso-moteur, et la théorie trouve « dans ce fait un puissant appui. Telle est la genèse « des phénomènes initiaux de l'accès d'épilepsie ; la « cessation du spasme vasculaire, l'asphyxie résultant « du tétanisme des muscles respiratoires, rendent « compte des symptômes qui caractérisent la seconde

« phase de l'accès (convulsions cloniques) ; enfin l'épui-
« sement de la force nerveuse, épuisement dont la
« durée est en rapport avec l'intensité des premiers
« accidents, est la cause de la fin de l'attaque et du
« *coma* plus ou moins prolongé qui la suit. »

Et l'auteur conclut que le bulbe est le siège, le point de départ de l'accès d'épilepsie, accès qui n'est en résumé que la manifestation d'une irritation fonctionnelle de cet organe. Cette opinion qui s'appuie sur des faits physiologiques serait encore corroborée par les recherches anatomo-pathologiques.

Sommer, dans les *Archiv. für Psychiatrie*, T. X^{e}, est venu dernièrement donner une interprétation toute différante de la pathogénie de l'épilepsie. Pour l'auteur allemand, l'épilepsie n'est point une maladie autonome, c'est un symptôme qui attire l'attention du clinicien. Tout accès, dit-il, se montre quand une excitation quelconque toujours grandissante a atteint une certaine acmé. Cette excitation doit parvenir à violenter le centre vaso-moteur du cerveau pour vaincre les résistances physiologiques normales. A partir du moment où le centre vaso-moteur est touché, l'accès d'épilepsie se produit suivant le mécanisme donné par Schröder van der Kolk. Mais toute la question est de savoir d'où part l'excitation. « Je considère, dit Sommer, toute
« épilepsie comme sympathique, seulement l'énergie
« de l'incitation nécessaire varie avec les individualités
« en jeu, aussi dans certains cas, peut-elle échapper à
« l'observateur. Ainsi, chez des individus prédisposés,
« il suffit d'une faible excitation sur un nerf sensoriel,
« de même que chez un hémophyle le moindre frotte-
« ment produit une hémorrhagie. Cette excitation sera
« la crainte, la frayeur, la dentition, la puberté. Les
« accès ultérieurs sont souvent précédés d'une aura

« qui indique précisément cette excitation préalable « des voies nerveuses, cause du premier accès. L'aura « est souvent caractérisée par une hallucination, une « illusion, des troubles de la sensibilité générale qui « démontrent précisément que c'est une excitation par- « tie de la périphérie qui, en arrivant au centre, dé- « chaîne l'accès épileptiforme. »

Plus loin le même auteur ajoute : « Il existe aussi « des épilepsies dont la cause est due à une excitation « centrale ; mais l'excitation centrale n'agit pas direc- « tement pour produire le syndrome, elle agit à la ma- « nière des excitations périphériques, en ce sens qu'elle « projette hors de l'organisme la réaction sensible sous « forme d'hallucination sensorielle (projection excen- « trique), et que ce sont elles alors qui donnent nais- « sance aux accès à la façon de toute incitation périphé- « rique (cicatrices irritées, par exemple). »

La corne d'Ammon, au terme des expériences récentes de Ferrier, est le centre de sensibilité pour la moitié opposée du corps ; nous comprenons par conséquent, dit Sommer, que les lésions de cet organe engendrent par irritation des hallucinations sensorielles lesquelles, projetées excentriquement, agissent du dehors à la façon des excitations périphériques. Et il en donne comme preuve la fréquence considérable des troubles sensitifs comme symptôme intervallaire et prodromique chez les épileptiques dont on a trouvé la corne d'Ammon malade.

Après avoir analysé un certain nombre de faits recueillis dans un grand nombre d'observations d'épileptiques, Sommer conclut que des troubles de la sensibilité générale sont fréquents chez les épileptiques atteints de lésions de la corne d'Ammon, et que la lésion de la corue d'Ammon, loin d'être secondaire, doit être considérée comme la cause de l'épilepsie.

Il ne nous appartient pas d'être aussi affirmatif que Sommer, d'ailleurs, l'autorité de Schroder van der Kolk, et de M. le professeur Jaccoud dont l'opinion est admise le plus généralement, sont suffisantes, il nous semble, pour nous commander à cet égard la plus grande réserve. Nous croyons pouvoir néanmoins tirer, des observations françaises que nous avons recueillies, et des observations allemandes qui nous ont été communiquées par M. le Dr Kéraval, cette conséquence, que les lésions de la corne d'Ammon s'accompagnent assez fréquemment de troubles de la sensibilité générale et spéciale, et quelles peuvent être considérées dans un certain nombre de cas comme la cause des accès d'épilepsie, si l'on en juge d'après la statistique.

Quant au mécanisme proprement dit, quant aux rapports exacts qui lient les hallucinations et les troubles psychosensoriels, d'une part, avec les lésions de la corne ; d'autre part, avec la production de l'accès d'épilepsie, il importerait d'étudier expérimentalement ces points dans un travail ultérieur. Nous renverrons pour le moment, aux données physiologiques qui concernent les foyers de localisations sensorielles avoisinant la corne, pour faire comprendre l'opinion de Sommer au sujet du rôle épileptogène des hallucinations produites par irritation de l'hippocampe et des tissus circonvoisins.

CONCLUSIONS.

1° Il existe chez certains épileptiques des lésions d'une ou des deux cornes d'Ammon.

2° Ces lésions sont variables. Le plus souvent c'est une sclérose avec ou sans atrophie. Plus rarement elles consistent en ramollissement ou en tumeurs de diverse nature.

3° Les lésions de la corne d'Ammon sont *fréquentes* chez les épileptiques.

4° Il ressort des observations, que ces lésions s'accompagnent de troubles divers de la sensibilité générale et spéciale.

5° Les lésions de la corne d'Ammon sont une cause et non une conséquence de l'épilepsie.

6° L'aspect histologique de la lésion semble être constitué principalement par une hyperplasie conjonctive, aboutissant à l'atrophie et à la disparition des cellules pyramidales.

TABLE DES MATIÈRES

Introduction. 1
Chapitre I. — Division du sujet. 3
Chapitre II. — Historique. 5
Chapitre III. — Anatomie. 8
— Physiologie 13
Observations 15
Chapitre IV. — Fréquence. 55
Chapitre V. — Anatomie pathologique. 58
Chapitre VI. — Pathogénie. 60
Conclusions. 65

PARIS. — IMP. VICTOR GOUPY ET JOURDAN, RUE DE RENNES

PUBLICATIONS

DU

PROGRÈS MÉDICAL

6, rue des Écoles, 6

LE PROGRÈS MÉDICAL

JOURNAL DE MÉDECINE, DE CHIRURGIE ET DE PHARMACIE

Rédacteur en chef : **BOURNEVILLE.**

Paraissant le samedi par cahier de 24 ou 32 p. in-4° compacte sur 2 colonnes
Un an, 20 fr. — 6 mois, 10 fr.

Pour les étudiants en médecine, un an, 12 fr.

Les Bureaux du **Progrès médical** *sont ouverts de midi à cinq heures.*

ABADIE. **Sur la valeur séméiologique de l'hémiopie dans les affections cérébrales.** In-8 de 12 pages. 0 fr. 40 c. — Pour nos abonnés. . 30 c.

AIGRE (D.) **Étude clinique sur la métalloscopie et la métallothérapie externe dans l'anesthésie.** Un vol. de 86 pages. — Prix : 2 fr. 50. — Pour nos abonnés . . . . 1 fr. 75.

AIGRE. *Voir* BRODIE.

L'Année médicale, résumé des progrès réalisés dans les sciences médicales pendant l'année, publié sous la direction du Dr Bourneville, avec la collaboration de MM. Aigre, A. Blondeau, H. de Boyer, E. Brissaud, P. Budin, R. Calmettes, J. Cornillon, L. Cruet, H. Duret, Ch. Féré, A. Josias, Laffont, Malherbe, Maunoury, Poncet (de Cluny), Poirier, F. Raymond, P. Reclus, P. Regnard, A. Sevestre, E. Teinturier, R. Vigouroux, collaborateurs du *Progrès médical.* Paraît tous les ans, pendant le courant du mois d'avril, analysant les progrès réalisés au point de vue médical pendant l'année précédente. Deux volumes sont en vente. Un volume in-18 Charpentier, de 416 pages. — Prix : 3 fr. 50. — Pour nos abonnés ; par la poste, 3 fr. ; — pris dans nos Bureaux . . . . 2 fr. 50.

Archives de neurologie, Revue trimestrielle des maladies nerveuses et mentales, publiée sous la direction de J. M. CHARCOT, par MM. Amidon, Ballet, Bitot (P.), Bouchereau, Brissaud (E.), Brouardel (P.), Cotard, Debove (M.), Delasiauve, Duret, Duval (Mathias), Féré (Ch.), Ferrier, Gombault, Grasset, Huchard, Joffroy (A.), Landouzy, Magnan, d'Olier, Pierret, Pitres, Raymond, Regnard (P.), Rouget, Séguin (E. G.), Séguin (E.), Talamon Teinturier (E.), Thulié (H.), Troisier (E.), Vigouroux (R.), Voisin (J.) —Rédacteur en chef : BOURNEVILLE ; Secrétaire de la rédaction : H. CL. DE BOYER. — Chaque fascicule trimestriel se composera de dix à onze feuilles in-8° carré, et de plusieurs planches chromo-lithographiées. — Abonnement pour un an : PARIS : 16 fr. — FRANCE et ALGÉRIE : 17 fr. — UNION POSTALE : 18 fr. — OUTRE-MER (en dehors de l'union postale) : 20 fr. — Les numéros séparés : 5 francs. — Les abonnements sont reçus aux Bureaux du *Progrès Médical*, 6, rue des Ecoles, à Paris, et dans tous les Bureaux de poste de France, de Belgique, de Suisse, de Hollande et d'Algérie, sans autres frais que le prix de l'abonnement indiqué ci-dessus. Pour les autres pays, prière d'envoyer un mandat-poste avec l'ordre d'abonnement.

AVEZOU (J.-C.) **De quelques phénomènes consécutifs aux contusions des troncs nerveux du bras et à des lésions diverses des branches nerveuses digitales (étude clinique) avec quelques considérations sur la distribution anatomique des nerfs collatéraux des doigts.** Un vol. in-8 de 144 pages.— Prix : 3 fr. 50. — Pour nos abonnés. 2 fr. 50.

BALZER (F.) **Contribution à l'étude de la Broncho-Pneumonie.** In-8 de 84 pages, orné d'une planche en chromo-lithographic. — Prix : 2 fr. 50. Pour nos abonnés . . . . 1 fr. 75.

BESSON (I.). **Dystocie spéciale dans les accouchements multiples.** Volume in-8° de 92 pages.— Prix : 2 fr. — Pour nos abonnés 1 fr. 25.

BEURMANN (DE). *Voir* VIDAL.

BITOT. **Essai de topographie cérébrale par la cérébrotomie méthodique.** Conservation des pièces normales et pathologiques par un procédé particulier. Un volume in-4° de 40 pages de texte avec 7 figures intercalées et 17 planches en photographie représentant des coupes cérébrales, 1878. — Prix : 12 fr.— Pour les abonnés du *Progrès médical.* 9 fr.

BITOT (P.). **Contribution à l'étude du mécanisme et du traitement de l'hémorrhagie liée à l'insertion vicieuse du placenta.** Volume in-8 de 184 pages.—Prix: 3 fr. 50. — Pour nos abonnés. . . . . . . 2 fr. 50.

BLANCHARD (R). **De l'anesthésie par le protoxyde d'azote,** par la méthode du professeur P. BERT. — Un volume de 101 pages avec 3 figures. — Prix : 3 fr. — Pour nos abonnés. . . . . 2 fr.

BLONDEAU (A.) **Etude clinique sur le pouls lent permanent avec attaques syncopales et épileptiformes.** — Un vol. in-8 de 72 pages. — Prix : 2 fr. — Pour nos abonnés . . . . 1 fr. 35.

BOE (J. B. F.). **Essai sur l'aphasie consécutive aux maladies du cœur.** Un vol. in-8 de 164 pages. Prix : 3 fr. — Pour nos abonnés . . . 2 fr.

BOUCHARD. *Voir* CHARCOT.

BOUDET de PARIS (M.). **Des actes musculaires dans la marche de l'homme.** Brochure in-8 de 12 pages — Prix: 0 fr. 60. — Pour nos abonnés . . . . 40 cent.

BOUDET de PARIS (M.). **Note sur deux cas d'occlusion intestinale traités et guéris par l'électricité.** Brochure in-8 de 16 pages. — Prix: 0 fr. 60. — Pour nos abonnés . . . . 40 cent.

BOUDET DE PARIS. *Voir* DEBOVE.

BOURNEVILLE. **Études cliniques et thermométriques sur les maladies du système nerveux.** Premier fascicule : Hémorrhagie et ramollissement du cerveau. Paris, 1872. In-8 de 168 pages avec 22 fig. : 3 fr. 50.— Pour nos abonnés, 2 fr. 50. — Deuxième fascicule : Urémie et éclampsie puerpérale ; épilepsie et hystérie. Paris, 1873. In-8 de 160 pages, avec 14 fig. Prix : 3 fr. 50. — Pour nos abonnés. . . . . 2 fr. 50.

BOURNEVILLE. **Le choléra à l'hôpital Cochin** (Étude clinique). Paris, 1865. In-8 de 48 pages, 1 fr. — Pour nos abonnés . . . . . . 70 cent.

BOURNEVILLE. **Mémoire sur la condition de la bouche chez les idiots,** suivi d'une étude sur la médecine légale des aliénés. Paris, 1863. Gr. in-8 de 28 pages à deux colonnes. 1 fr. — Pour nos abonnés, 70 cent.

BOURNEVILLE. **Notes et observations cliniques et thermométriques sur la fièvre typhoïde.** In-8 compacte de 80 pages, avec 10 tracés en chromo-lithographie. 3 fr. — Pour nos abonnés . . . . 2 fr.

BOURNEVILLE. **Recherches cliniques et thérapeutiques sur l'épilepsie et l'hystérie.** In-8 de 200 pages avec 5 fig. dans le texte et 3 planches. 4 fr. — Pour nos abonnés. . . . . 2 fr. 75.

BOURNEVILLE. **Science et miracle : Louise Lateau ou la Stigmatisée belge.** In-8 de 72 pages avec 2 fig. dans le texte et une eau forte dessinées Par P. Richer.—2ᵉ édition, revue, corrigé et augmentée.—Prix : 2 fr. 50. — Pour nos abonnés. . . . . 1 fr. 50.

BOURNEVILLE. *Voir* CHARCOT.

BOURNEVILLE et L. GUÉRARD. **De la sclérose en plaques disséminées.** Vol. gr. in-8 de 240 pages avec 10 fig. et 1 planche. 4 fr. 50. — Pour nos abonnés. . . . . 3 fr.

BOURNEVILLE ET REGNARD. **Iconographie photographique de la Salpêtrière.** Cet ouvrage paraît par livraisons de 8 à 16 pages de texte et 4 photo-lithographies. Douze livraisons forment un volume. Les *deux premiers volumes* sont en vente.

Les *neuf premières livraisons* de la 3ᵉ année sont parues : 1ʳᵉ *livraison* : **Nouvelle observation d'hystéro-épilepsie.**—2ᵉ et 3ᵉ *livraisons* : **Variété des attaques hystériques.** —4ᵉ *livraison* : **Des régions hystérogènes.** — 5ᵉ et 6ᵉ *livraisons* : **Du Sommeil des hystériques** ; — **Somnambulisme**, etc.

Prix de la livraison . . . . 3 fr. — Prix du volume. . . . . . 30 fr.

Pour nos abonnés. Prix de la livr. 2 fr. — Prix du volume. . . . . . 20 fr.

— Nous avons fait relier quelques exemplaires dont le texte et les planches sont montés sur onglets ; demi-reliure, tranche rouge, non rognés. — Prix de la reliure . . . . 5 fr.

BOURNEVILLE et TEINTURIER. **G. V. Townley ou du diagnostic de la folie au point de vue légal.** Paris, 1865. In-8 de 16 pages. 0 fr 50. — Pour nos abonnés. . . . . 35 cent.

BOYER (H. Cl. DE). **De la thermométrie céphalique.** Brochure in-8° de 28 pages. — Prix, 60 cent. — Pour nos abonnés. . . . . . . 40 cent.

BOYER (H. Cl. DE). **Études topographiques sur les lésions corticales des hémisphères cérébraux.** Volume in-8 de 290 pages, avec 104 figures intercalées dans le texte et une planche. Paris, 1879. — Prix : 6 fr. — Pour nos abonnés. . . . . 4 fr.

BRISSAUD (E.). **Faits pour servir à l'histoire des dégénérations secondaires dans le pédoncule cérébral.** Brochure in-8 de 20 pages avec 8 figures. — Prix : 75 cent. — Pour nos abonnés. . . . . 50 cent.

BRISSAUD (E.). **Recherches anatomo-pathologiques et physiologiques sur la contracture permanente des hémiplégiques.** Un vol. in-8 de 210 pages avec 42 figures dans le texte. — Prix : 5 fr. — Pour nos abonnés. . . . . 4 fr.

BRISSAUD. *Voir* CHARCOT et FOURNIER.

BRISSAUD (E.) ET MONOD (E.) **Contribution à l'étude des tumeurs congénitales de la région sacro-coccygienne.** 1877, in-8 de 16 pages. — Prix : 50 cent. — Pour nos abonnés. . . . . 35 cent.

BRODIE (B). Leçons sur les affections nerveuses locales, traduites de l'anglais par le Dʳ Douglas-Aigre ; un volume in-8° : Prix, 1 fr. 50 ; pour nos abonnés . . . . 1 fr.

BUDIN (P.). **De la tête du fœtus au point de vue de l'obstétrique.** Recherches cliniques et expérimentales. Gr. in-8 de 112 pages, avec de nombreux tableaux, 10 figures intercalées dans le texte, 36 planches noires et une planche en chromo-lithographie. — Prix : 10 fr. — Pour nos abonnés. . . . . 6 fr.

BUDIN (P.). **Recherches sur l'Hymen et sur l'orifice vaginal.** Volume in-8 de 40 pages avec 24 figures. — Prix : 1 fr. 50.— Pour nos abonnés. 1 fr

CARTAZ (A.). **Notes et observations sur le tétanos traumatique.** In-8. 50 cent. — Pour nos abonnés. . . . . 35 cent.

CHARCOT (J.-M.). **Leçons sur les maladies du système nerveux**, faites à la Salpêtrière, recueillies et publiées par BOURNEVILLE. Tome I : Troubles trophiques; — Paralysie agitante; — Sclérose en plaques; — Hystéro-épilepsie. Paris, 1880. 4° édition. In-8 de 428 pages avec 25 figures et 10 planches en chromo-lithographie. 13 fr. — Pour nos abonnés. . . 10 fr.

CHARCOT (J.-M.). **Leçons sur les maladies du système nerveux**, faites à la Salpêtrière, recueillies et publiées par BOURNEVILLE. Tome II : *Des anomalies de l'ataxie locomotrice*, — *De la compression lente de la moelle épinière* (mal de Pott, cancer vertébral, etc.); — *Des amyotrophies* (paralysie infantile, paralysie spinale de l'adulte, atrophie musculaire protopathique, sclérose des cordons latéraux, etc.); — *Tabès dorsal spasmodique*; — *Hémichorée post-hémiplégique*; — *Paraplégies urinaires*; — *Vertige de Ménière*; — *Epilepsie partielle d'origine syphilitique*; — *Athétose*; — *Appendice, etc.* Paris, 1880. 3ᵉ édit. Vol. in-8° de 496 pages avec 33 figures dans le texte et 10 planches en chromo-litographie. — Prix : 14 fr. — Pour nos abonnés. . . . . 10 fr.

CHARCOT (J.-M.). **Leçons sur les localisations dans les maladies de la moelle épinière**, recueillies et publiées par E. BRISSAUD. In-8 de 260 pages avec 45 figures dans le texte. — Prix : 6 fr. — Pour nos abonnés. . . . . 4 fr.

CHARCOT (J.-M.). **Leçons sur les localisations dans les maladies du cerveau et de la moelle épinière**, recueillies et publiées par BOURNEVILLE et E. BRISSAUD. In-8 de 428 pages avec 87 figures dans le texte. — Prix : 11 fr. — Pour nos abonnés.. . . . . 8 fr.

CHARCOT (J.-M.). **Leçons sur les maladies du foie, des voies biliaires et des reins**, faites à la Faculté de médecine de Paris, recueillies et publiées par BOURNEVILLE et SEVESTRE. Un volume in-8 de 400 pages, orné de figures et de 7 planches chromo-lithographiques. — Prix : 10 fr. — Pour nos abonnés. . . . . 7 fr.

CHARCOT (J.-M.). **Leçons cliniques sur les maladies des vieillards et les maladies chroniques.** Un fort volume in-8 de 310 pages avec figures dans le texte et 3 planches en chromo-lithographie. — Prix cartonné à l'anglaise : 8 fr. — Pour nos abonnés. . . . . 7 fr.

CHARCOT (J.-M.). **De l'anaphrodisie produite par l'usage prolongé des préparations arsenicales.** Paris, 1864. In-8. 0 fr. 50 cent. — Pour nos abonnés. . . . . 35 cent.

CHARCOT (J.-M.) et BOUCHARD (CH.). **Sur les variations de la température centrale qui s'observent dans certaines affections convulsives et sur la distinction qui doit être établie à ce point de vue entre les convulsions toniques et les convulsions cloniques.** Brochure in-8. — Prix : 60 cent. — Pour nos abonnés. . . . . . . 40 cent.

CHARCOT (J.-M.) et GOMBAULT. **Note sur un cas de lésions disséminées des centres nerveux observées chez une femme syphilitique.** In-8 avec planches chromo-lithog. — Prix : 1 fr. — Pour nos abonnés, 70 c.

CHARPENTIER. (*Voir* LANDOLT.)

CHOUPPE (H.). **Recherches thérapeutiques et physiologiques sur l'ipéca.** Paris, 1873. In-8 de 40 pages, 1 fr. — Pour nos abonnés, 70 cent.

CORNILLON (J.). **Action physiologique des alcalins dans la glycosurie.** — Prix : 60 cent. — Pour nos abonnés. . . . . 40 cent.

CORNILLON (J.). **De la contracture uréthrale dans les rétrécissements périnéens.** In-8 de 60 pages. 1 fr. 50. — Pour nos abonnés. . . . 1 fr.

CORNILLON (J.). **La folie des grandeurs.** In-8 de 60 pages. 2 fr. 50. — Pour nos abonnés. 1 fr. 70.

CORNILLON (J.). **Rapports du diabète avec l'arthritis et de la dyspepsie avec les maladies constitutionnelles.** Un vol. in-8 de 48 pages. Paris, 1878. — Prix : 1 fr. 50. — Pour nos abonnés. . . . . 1 fr.

CUFFER. **Des causes qui peuvent modifier les bruits de souffle intra et extra-cardiaques, et en particulier de leurs modifications sous l'influence des changements de la position des malades.** Valeur séméiologique de ces modifications. — Prix : 1 fr. 50. — Pour nos abonnés . . . . 1 fr.

DAREMBERG (G.). **Les méthodes de la chimie médicale.** In-8 de 19 pages. — Prix : 60 cent. — Pour nos abonnés. . . . . 40 cent.

DEBOVE. **Notes sur la méningite spinale tuberculeuse, sur l'hémiplégie saturnine et l'hémianesthésie d'origine alcoolique.** Une brochure in-8° de 24 pages avec deux figures. — Prix 75 cent.— Pour nos abonnés. . . . . 50 cent

DEBOVE (M.) **Notes sur l'emploi des aimants dans les hémianesthésies liées à une affection cérébrale ou à l'hystérie.** Brochure in-8. Prix 50 cent. Pour nos abonnés . . . . 25 cent.

DEBOVE et BOUDET DE PARIS. **Recherches sur l'incoordination motrice chez les ataxiques.** Brochure in-8° de 16 pages.— Prix : 60 c.— Pour nos abonnés. . . . . 40 cent.

DEBOVE. *Voir* Liouville.

DEHENNE (A.). **Note sur une cause peu connue de l'érysipèle.** Paris. 1874. In-8, 0 fr. 50. — Pour nos abonnés . . . . 35 cent.

DEJERINE (J). **Recherches sur les lésions du système nerveux dans la paralysie ascendante aiguë.** Un volume in-8 de 66 pages. — Paris 1879.— Prix : 2 fr. — Pour nos abonnés. . . . . 1 fr. 50.

DELASIAUVE. **De la clinique à domicile et de l'enseignement qui s'y rattache,** dans ses rapports avec l'Assistance publique. Paris, 1877, in-8 de 16 p. Prix : 50 c. — Pour nos abonnés . . . . - . . 35 cent.

DELASIAUVE. **Du double caractère des phénomènes psychiques.** Prix : 50 cent. — Pour nos abonnés . . . . 35 cent.

DELASIAUVE. **Classification des maladies mentales ayant pour double base la psychologie et la clinique.** Paris, 1877. In-8 de 24 pages. — Prix, pour nos abonnés. . . . . 50 cent.

DELASIAUVE. **Traité de l'épilepsie.** Un gros volume in-8 de 560 pages. — Prix : 3 fr. 50. — Pour nos abonnés. . . . . 2 fr. 50.

DELASIAUVE (J.). **Journal de médecine mentale,** résumant au point de vue médico psychologique, hygiénique, thérapeutique et légal, toutes les questions relatives à la folie, aux névroses convulsives et aux défectuosités intellectuelles et morales, à l'usage des médecins praticiens, des étudiants en médecine, des jurisconsultes, des administrateurs et des personnes qui se consacrent à l'enseignement. Dix volumes (1860-1870). — Prix : 50 fr. — Pour nos abonnés. . . . . 40 fr.

DRANSART (H.-N). **Contribution à l'anatomie et à la physiologie pathologiques des tumeurs urineuses et des abcès urineux.** In-8 de 32 pages avec 1 figure, 70 cent. Pour nos abonnés. . . . . 40 cent.

DU BASTY. **De la piqûre des hyménoptères porte-aiguillon.** Gr. in-8 de 48 pages, 1 fr. 25. — Pour nos abonnés . . . . 85 cent.

DUGUET et VEIL. **Lymphadénome de la rate** étendu au diaphragme, à la plèvre, aux poumons et aux ganglions lymphatiques, sans leucémie. Pleurésie cloisonnée. Cachexie. Brochure in-8° de 16 pages. — Prix, 60 cent.— Pour nos abonnés. . . . . 40 cent.

DUPLAY (S.). **Conférences de clinique chirurgicale,** faites aux hôpitaux de Saint-Louis et Saint-Antoine, recueillies et publiées par Duret et Marot, internes des hôpitaux. — In-8 de 180 pages. Prix : 3 fr. 50. — Pour nos abonnés. . . . . 2 fr. 50

DUPLAY (S.) **Conférences de cliniques chirurgicales,** faites à l'hôpital Saint-Louis, recueillis et publiées par E. Golay et Cottin. In-8 de 150 pages. — Prix : 3 fr. — Pour nos abonnés . . . . 2 fr.

DUPUY (L.-E.). Etude sur quelques lésions du mésentère dans les hernies. In-8 de 16 pages. 50 cent. — Pour nos abonnés. . . 35 cent.

DURET (H.). Des contre-indications à l'anesthésie chirurgicale. Un vol. in-8 de 280 pages. Prix : 5 fr. Pour nos abonnés. . . . . . 4 fr.

DURET (H.) Études expérimentales et cliniques sur les traumatismes cérébraux. Un volume in-8° de 330 pages, orné de 18 planches doubles en chromo-lithographie et lithographie, et de 39 figures sur bois intercalées dans le texte. Paris, 1878. Prix : 15 fr. — Pour nos abonnés. 10 fr.

DURET (H.). Étude générale de la localisation dans les centres nerveux, suivie d'une **Étude critique sur les recherches de physiologie des localisations en Allemagne.** Vol. in-8° de 236 pages.— Prix : 3 fr. — Pour nos abonnés. . . . . 2 fr.

DURET (H). Sur la Synovite fibreuse et ses rapports avec la tumeur blanche. Brochure in-8 avec deux planches. Prix : 1 fr.; pour nos abonnés . . . . 75 cent.

DURET (H.). *Voir* DUPLAY. — FERRIER.

DURAND-FARDEL (M.) Considérations sur le caractère nosologique qu'il convient d'attribuer au rhumatisme articulaire aigu ou fièvre arthritique. Brochure in-8 de 20 pages. 0 fr. 75.—Pour nos abonnés 50 c.

FÉRÉ. (Ch.). Etude expérimentale et clinique sur quelques fractures du bassin. Brochure in-8 de 36 pages. — Prix : 1 fr. 25 — Pour nos abonnés . . . . 1 fr.

FÉRÉ (Ch.). Fractures par torsion de la partie inférieure du corps du fémur. Brochure in-8° de 8 pages avec 2 figures.— Prix : 30 cent. — Pour nos abonnés. . . . . 20 cent.

FÉRÉ. (Ch.). Note pour servir à l'histoire des luxations et des fractures du sternum. Brochure in-8. de 16 pages. — Prix : 0 fr. 60. — Pour nos abonnés. . . . . 40 cent.

FERRIER. Recherches expérimentales sur la physiologie et la pathologie cérébrales. Traduction avec l'autorisation de l'auteur, par H. DURET. In-8 de 74 p. avec 11 fig. dans le texte, 2 fr. — Pour nos abonnés . . . . 1 fr. 35

FOURNIER. (A.) De la pseudo-paralysie générale d'origine syphilitique. Leçons recueillies par E. Brissaud. Paris, 1878. In-8 de 24 pages. — Prix : 1 fr. — Pour nos abonnés . . . . 65 cent.

GIRALDÈS (J.-A.) Recherches sur les kystes muqueux du sinus maxillaire. Prix : 1 fr. 50. — Pour nos abonnés. . . . . 1 fr.

GIRALDÈS (J.-A.) Etudes anatomiques ou recherches sur l'organisation de l'œil considéré chez l'homme et chez quelques animaux. Paris, 1866. In-4 de 83 pages avec 7 planches. — Prix : 3 fr. 50. — Pour nos abonnés . . . . 2 fr. 50

GIRALDÈS (J.-A.) Des luxations de la mâchoire. In-4 de 50 pages avec 2 planches. — Prix : 2 fr. — Pour nos abonnés. . . . . 1 fr. 35

GIRALDÈS (J.-A.) De l'anatomie appliquée aux beaux-arts. Cours professé à l'Athénée des Beaux-Arts. Compte rendu par Mlle Lina Jaunez. Paris 1856. In-8 de 8 pages. — Prix : . . . . 50 cent.

GIRALDÈS (J.-A.) Plan général d'un cours d'anatomie appliqué aux beaux-arts. Paris 1857. In-8 de 8 pages. — Prix : . . . . 50 cent.

GIRALDÈS (J.-A.) Recherches anatomiques sur le corps innominé. Paris 1861. In-8 de 12 pages avec 5 planches. — Prix : 1 fr. 50. Pour nos abonnés. . . . . 1 fr.

GIRALDÈS (J.-A.) De la fève de Calabar. Note présentée au Congrès médico-chirurgical de France tenu à Rouen le 30 septembre 1863. Paris 1864, in-8 de 8 pages avec figures. — Prix : . . . . 50 cent.

GIRALDÈS (J.-A.) Note sur les tumeurs dermoïdes du crâne, Paris 1866. In-8 de 7 pages. Prix. . . . . 40 cent.

GIRALDÈS (J.-A.) **Sur un point du traitement de la périostite phlegmoneuse diffuse.** Paris, 1874. In-8 de 12 pages. Prix. . . . . . . 50 cent.

GOLAY (E.) **Des abcès douloureux des os.** Un volume in-8 de 162 pages. —Paris, 1879. — Prix : 3 fr. 50. Pour nos abonnés . . . . 2 fr. 50

GOMBAULT. **Etude sur la sclérose latérale amyotrophique.** Prix : 2 fr. — Pour nos abonnés. . . . . 1 fr. 35

GUÉRIN. (A.). **Du pansement ouaté**; résultats obtenus à l'Hôtel-Dieu pendant l'année 1876. Brochure de 24 pages. — Prix : 0 fr. 75. — Pour nos abonnés. . . . . 50 cent.

HADDEN. **Du myxœdème.** Une petite plaquette in-8 de 16 pages. — Prix : 0 fr. 60. — Pour nos abonnés . . . . 40 cent.

HAYEM (G.). **Leçons cliniques sur les manifestations cardiaques de la fièvre typhoïde**, recueillies par Boudet de Pâris. In-8 de 88 pages avec 5 figures. — Prix : 2 fr. 50. — Pour les abonnés. . . . . . 1 fr. 70

HERAUD. (A.). **Etude diagnostique sur deux cas de syphilome bucco-lingual.** Un vol. in-8 de 34 pages. 1 fr. 50. Pour nos abonnés. . 1 fr.

JOSIAS (A.). **De la fièvre typhoïde chez les personnes âgées.** Vol. in-8° de 65 pages, avec trois courbes de température. — Prix : 2 fr. — Pour nos abonnés. . . . . 1 fr. 35

KELSCH (A.). **Les affections du foie en Algérie et les Variations de l'urée.** Brochure in-8° de 32 pages.— Prix : 1 fr.—Pour nos abonnés 75 c.

KELSCH (A.) **Note pour servir à l'histoire de l'endocardite ulcéreuse.** In-8 — Prix : 0 fr. 50. — Pour nos abonnés . . . . . . 35 cent.

LANDOLT (E.). **Leçons sur le diagnostic des maladies des yeux**, faites à l'École pratique de la Faculté de médecine de Paris pendant le semestre d'été de 1875, recueillies par Charpentier. Paris 1877. In-8 de 204 pages. — Prix : 6 fr. — Pour nos abonnés. . . . . 4 fr.

LANDOUZY (L.). **De la déviation conjuguée des yeux et de la rotation de la tête par excitation ou paralysie des 6e et 11e paires, leur valeur en séméiotique encéphalique, leur importance au point de vue anatomique et physiologique, à propos d'une observation d'épilepsie hémiplégique débutant par les yeux et la tête** (Déviation et rotation conjuguées convulsives). Un volume in-8° avec une planche.— Prix : 2 fr. 50. — Pour noe abonnés. Prix. . . . . 1 fr. 50

LANDOUZY (L.). **Trois observations de rage humaine; réflexions.** In-8 de 16 pages, 50 cent. — Pour les abonnés. . . . . 35 cent.

LAVERAN (A.). **Un cas de myélite aiguë.** 1876. In-8 de 13 p. . 30 cent.

LAVERAN (A). **Tuberculose aiguë des synoviales** . . . . . . 50 cent.

LELOIR. (H.). **Contribution à l'étude du rhumatisme blennorrhagique.** Brochure grand in-8 de 24 pages. — Prix : 0 fr. 75. — Pour nos abonnés. . . . . 50 cent.

LEROY (A.). **De l'état de mal épileptique.** Un volume in-8 de 92 pages. — Prix : 2 fr. — Pour nos abonnés. . . . . 1 fr. 25

LIOUVILLE (H.). **Contribution à l'étude de la paralysie générale progressive des aliénés.** In-8, 50 cent. — Pour nos abonnés. . . . 35 cent.

LIOUVILLE (H.). **Nouveaux exemples de lésions tuberculeuses dans la moelle épinière.** In-8, 50 cent. — Pour nos abonnés. . . . 35 cent.

LIOUVILLE et DEBOVE. **Note sur un cas de mutisme hystérique, suivi de guérison.** Paris 1876. In-8. . . . . 30 cent.

LONGUET (F.-E.-M.). **De l'influence des maladies du foie sur la marche des traumatismes.** In-8 de 124 pages, 4 fr. — Pour nos abonnés. . . . . 2 fr.

MAGNAN. De la coexistence de plusieurs délires de nature différente chez le même aliéné. In-8 de 20 pages. 0. 75. — Pour nos abonnés. . . . . 50 cent.

Manuel de la garde-malade et de l'infirmière, publié sous la direction du Dr Bourneville, par MM. Blondeau, de Boyer, Ed. Brissaud, H. Duret, G. Maunoury, Monod, Poirier, P. Regnard, Sevestre et P. Yvon, rédacteurs du *Progrès médical*. — Ouvrage formant trois volumes in-16. — 1er volume : *Anatomie et Physiologie*, 180 pages, 8 figures. Prix : 2 fr. — 2e volume : *Pansements*, 316 pages, 60 gravures, prix : 3 fr. 50. — 3e volume : *Administration des Médicaments*, 160 pages, prix : 2 fr. — Pour nos abonnés, l'ouvrage complet, broché, prix . . . . 5 fr.
Nous avons fait faire un élégant cartonnage anglais pour chacun des trois volumes du Manuel. — Prix par volume 75 c., l'ouvrage complet. . 2 fr.

MAROT. (*Voir* DUPLAY.)

MARCANO (G.). **Des ulcères des jambes entretenus par une affection du cœur.** In-8, 1 fr. 25. — Pour nos abonnés. . . . . 85 cent.

MARCANO (G.). **De l'étranglement herniaire par les anneaux de l'épiploon.** Paris, 1872. In-8 de 8 pages.— Prix. . . . . 30 cent.

MARCANO (G.). **Dé la psoïte traumatique**, in-8 de 160 pages.— Prix : 3 fr — Pour nos abonnés . . . . 2 fr

MARCANO (G.). **Notes pour servir à l'histoire des kystes de la rate.**— Prix : 60 cent. — Pour nos abonnés . . . . 40 cent.

MARSAT (A.). **Dés usages thérapeutiques du nitrite d'amyle.** In-8 de 48 pages, 1 fr. 25. — Pour nos abonnés . . . . 85 cent.

MAUNOURY (G.) **Les hôpitaux baraques et les pansements antiseptiques en Allemagne.** Paris, 1877, in-8 de 20 pages. — Prix : 1 fr. — Pour nos abonnés. . . . . 70 cent.

MIOT (C.) **De la myringodectomie ou perforation artificielle du tympan.** In-8 de 169 pages avec 16 figures intercalées dans le texte. — Prix : 3 fr. 50 — Pour nos abonnés. . . . . 2 fr. 50

MIOT (C.) **De la Ténotomie du muscle tenseur du tympan.** Volume in-8 de 56 pages orné de 11 figures intercalées dans le texte. Paris, 1878. Prix: 1 fr. 50 ; pour nos abonnés. . . . . 1 fr.

MONOD (E.) **Étude clinique sur les indications de l'uréthrotomie externe.** Un volume de 168 pages, avec un tableau. Prix : 3 fr. 50. — Pour nos abonnés. . . . . 2 fr. 50

MONOD. (*Voir* BRISSAUD.)

ONIMUS. **Des applications chirurgicales de l'électricité.** Leçons recueillies par Bonnefoy. In-8 de 16 pages avec figures, 60 c. Pour nos abonnés. . . . . 40 cent.

ORY (E.) **Maladies de la peau.** Notes de thérapeutique, recueillies aux cliniques dermatologiques de M. le professeur Hardy, à l'hôpital Saint-Louis. Paris, 1877, in-8 de 40 pages. — Prix : 1 fr. — Pour nos abonnés . . . . 70 cent.

OULMONT (P.) **Etude clinique sur l'athétose.** Paris, 1878, in-8 de 116 pages avec figures. — Prix : 3 francs. — Pour nos abonnés. . . . . 2 fr.

PARROT. **Clinique des maladies de l'enfance.** Leçon inaugurale. Brochure de 20 pages. — Prix 0 fr. 75. — Pour nos abonnés. . . 50 cent.

PARROT. **Cours d'histoire de la médecine.** Leçon d'ouverture du 21 novembre 1876. Paris, 1877, in-8 de 20 pages. — Prix : 60 c. — Pour nos abonnés. . . . . 40 cent.

PASTURAUD (D.) **Etude sur les cals douloureux.** In-8 de 64 pages. 2 fr. — Pour nos abonnés . . . . 1 fr. 35

PATHAULT (L.) **Des propriétés physiologiques du Bromure de Camphre** et de ses *usages thérapeutiques*. In-8 de 48 pages, 1 fr. 50. — Pour nos abonnés. . . . . 1 fr.

PELTIER (G.) **De la triméthylamine et de son usage dans le traitement du rhumatisme articulaire aigu.** In-8 compacte de 34 pages, 60 cent. — Pour nos abonnés. . . . . 40 cent.

PELTIER (G.). **Etude sur la cécité congénitale.** Paris, 1869. In-8 de 36 pages. — Prix : 1 fr. — Pour nos abonnés. . . . . 70 cent.

PELTIER (G.). **L'Ambulance n° 5.** Paris, 1871. In-8 de 110 pages. 1 fr.

PHILBERT. (E,). **De la cure de l'obésité** aux eaux de Brives-les-Bains (Savoie). Brochure in-8 de 16 pages. — Prix : 0 fr. 60 — Pour nos abonnés. . . . . 40 cent.

POINSOT (G.). **Contribution à l'histoire clinique des tumeurs du testicule.** Brochure in-8 de 28 pages. Prix : 1 fr. — Pour nos abonnés. . . . . 70 cent.

QUESTIONNAIRE pour le 1er examen de doctorat. Recueil de séries d'examens subis récemment (en 1876) à la Faculté de médecine de Paris, indiquant : 1° La composition du jury pour chaque série ; 2° La préparation anatomique de chaque candidat ; 3° Les questions orales auxquelles le candidat a dû répondre ensuite ; 4° Enfin le résultat de l'examen dans chaque série ; suivi de questions sur les accouchements, recueillies au cinquième examen de doctorat et aux examens de sage-femme. Paris, 1876. In-16 de 91 pages. — Prix : 1 fr. — Pour nos abonnés. . . . . 70 cent.

RANVIER (L.) **Leçons d'anatomie générale sur le système musculaire** recueillies par J. Renaut. Un fort vol. orné de 99 fig. intercalées dans le texte. — Prix : 12 fr. — Pour nos abonnés . . . . 8 fr.

RANVIER (L.). **Leçon d'ouverture du cours d'anatomie générale au Collège de France.** Paris, 1876. In-8 de 16 pages. — Prix : 0 fr. 60. — Pour nos abonnés. 40 cent.

RAYMOND (F.). **Etude anatomique, physiologique et clinique sur l'hémichorée, l'hémianesthésie et les tremblements symptomatiques.** In-8 de 140 pages avec figures dans le texte et 3 planches. 3 fr. 50 — Pour nos abonnés. . . . . 2 fr. 50.

RAYMOND. **De la puerpéralité.** Volume in-8° de 258 pages. Paris, 1880. — Prix : 5 fr. —Pour nos abonnés . . . . 4 fr.

RECLUS (P.). **De l'épithélioma térébrant du maxillaire supérieur.** Paris, 1876. In-8 de 4 pages. — Prix. . . . . 20 cent.

RECLUS (P.). **Des hyperostoses consécutives aux ulcères rebelles de la jambe.** Brochure in-8 de 24 pages. — Prix : 0 fr. 75. — Pour nos abonnés. . . . . 50 cent.

RECLUS. (P.) **Des mesures propres à ménager le sang pendant les opérations chirurgicales.** Un vol in-8 de 144 pages. — Prix : 3 fr. 50. Pour nos abonnés. . . . . 2 fr. 50

RECLUS (P.). **Des ophthalmies sympathiques.** Un fort volume in-8 de 210 pages. — Prix : 5 fr. pour nos abonnés . . . . 4 fr.

RECLUS (P.). **Du tubercule du testicule et de l'orchite tuberculeuse.** In-8 de 212 pages avec 5 planches en chromo-lithographie 5 fr. — Pour nos abonnés. . . . . 4 fr.

RECLUS (P.). **La fontaine d'Ahusquy,** brochure in-8 de 30 pages. — Prix : 1 fr. — Pour nos abonnés. . . . . 70 cent.

REGNARD (P.). **Recherches expérimentales sur les variations pathologiques des combustions respiratoires.** Un fort volume in-8 de 394 pages, enrichi de 100 gravures dans le texte. — Paris, 1879. — Prix : 10 fr. — Pour nos abonnés. . . . . .7 fr.

REGNARD. *Voir* Bourneville.

RENAUT (J.). **Note sur la structure des glandes à mucus du duodénum (glandes de Brunner).** Brochure in-8 de 8 pages.— Prix 40 c. — Pour nos abonnés . . . . 30 cent.

RIBEMONT (A.). **Recherches sur l'insufflation des nouveau-nés et description d'un nouveau tube laryngien** Un volume in-8 de 40 pages et 8 planches. — Paris, 1878. — Prix : 3 fr. 50. — Pour nos abonnés . . . . 2 fr. 50.

ROQUE (F.). **Des dégénérescences héréditaires produites par l'intoxication saturnine lente.** Paris, 1872. In-12 de 15 pages. — Prix . . . . 30 cent.

ROSAPELLY (Ch. L.) **Recherches théoriques et expérimentales sur les causes et le mécanisme de la circulation du foie.** Un volume in-8 de 76 pages orné de 24 figures. — Prix : 3 fr. — Pour nos abonnés. . . . . 2 fr.

SEGLAS. **De l'influence des maladies intercurrentes sur la marche de l'épilepsie.** Un vol. in-8° de 60 pages. Paris, 1881.— Prix : 2 fr.— Pour nos abonnés . . . . 1 fr. 35

SEGOND. (P.). **Note sur une observation de kyste hydatique** développé dans l'épaisseur du muscle grand pectoral. Brochure de 8 pages. — Prix : 0 fr. 40. — Pour nos abonnés. . . . . 30 cent.

SEGOND. (P.). **Recherches cliniques et expérimentales sur les épanchements sanguins du genou par entorse.** Volume in-8 de 85 pages. Prix : 2 fr. — Pour nos abonnés. . . . . 1 fr. 50

SEGUIN (E. C.). **Medical mathematisme.** Brochure in-8° de 18 pages. — Prix : 60 cent. — Pour nos abonnés . . . . 40 cent.

SEGUIN (E.-C). **Registre memento** d'observations, pour conserver toutes les observations faites au lit du malade. Paris, 1878. — Prix. 60 cent.

SEVESTRE. *Voir* CHARCOT.

SIMON (J.). **Conférences cliniques et thérapeutiques sur les maladie des enfants** ; un beau volume in-8° de 340 pages ; prix : 8 fr. ; pour nos abonnés, prix . . . . 6 fr.

TABOUET. (L.) **Etude sur le traitement des abcès sous périostiques aigus de l'adolescence.** Un vol. in-8 de 44 pages. — Prix : 1 fr. 50. — Pour nos abonnés . . . . 1 fr.

TARNIER. **De l'influence du régime lacté dans l'albuminurie des femmes enceintes et de son indication.** . . . . 50 cent.

TAUBER (A.). **De l'amputation ostéoplastique de la jambe.** Brochure in-8° de 28 pages. — Prix : 75 cent.— Pour nos abonnés. . . . 50 cent.

TEINTURIER (E.). **Les Skoptzy**, étude médico-légale sur une secte religieuse russe dont les adeptes pratiquent la castration. — Un joli volume in-12 orné de gravures représentant les différents modes de castration employés par ces fanatiques. — Prix : 1 fr. 50. — Pour nos abonnés. . . 1 fr.

THAON (L.). **Recherches cliniques et anatomo-pathologiques sur la tuberculose.** Grand in-8 de 112 pages, avec 2 planches en chromo-lithographie, 4 fr. 50. — Pour nos abonnés. . . . . 3 fr.

THAON (L.) **Clinique climatologique des maladies chroniques.** — 1er fascicule : *phthisie pulmonaire*. Un volume grand in-8 de 164 pages, avec 2 planches de tracés de température. Paris 1877. — Prix : 4 fr. — Pour nos abonnés . . . . 2 fr. 75.

TERRILLON. **Contribution à l'étude des gommes syphilitiques du testicule.** Brochure in-8 de 8 pages. — Prix : 0 fr. 40. — Pour nos abonnés . . . . 30 cent.

TERRILLON. **Des troubles de la menstruation après les lésions chirurgicales ou traumatiques.** In-8 de 22 pages, 60 cent. — Pour les abonnés . . . . 40 cent.

TERRILLON. **Excroissances polypeuses de l'urèthre symptomatiques de la tuberculisation des organes urinaires chez la femme** Brochure in-8 de 24 pages. — Prix : 0 fr. 75. — Pour nos abonnés. 50 cent.

TERRILLON. **Mémoire sur la rupture traumatique des parties internes du cœur avec ou sans lésions correspondante des parois.** Brochure in-8 de 16 pages. — Prix : 0 fr. 60. — Pour nos abonnés 40 c.

TROISIER. (E.). **Note sur un cas d'encéphalopathie syphilitique précoce.** Brochure in-8 de 8 pages. — Prix : 0 fr. 40. — Pour nos abonnés. . . . . 30 cent.

TURNER. (E.). **Histoire de la circulation du sang** par Flourens. — André Césalpin. Brochure in-8 de 16 pages. Prix : 0 fr. 75. — Pour nos abonnés. . . . . 40 cent.

TURNER. (E.). **Remarques au sujet de la lecture faite à l'Académie par M. Chéreau** le 15 juillet 1879. Brochure in-8 de 16 pages. — Prix : 60 c. — Pour nos abonnés . . . . 40 cent.

VIDAL. **Du pityriasis,** leçon recueillie et rédigée par de BEURMANN. in-8 de 20 pages. — Prix : 0 fr. 75. — Pour nos abonnés . . . . . . 50 cent.

VILLARD (F.). **De l'aphasie ou perte de la parole et de la localisation du langage articulé,** par le Dr Batman, traduit de l'anglais par F. Villard. Un volume in-8 de 128 pages. Paris, 1870. Prix : 2 fr. — Pour nos abonnés. . . . . 1 fr. 25.

VILLARD (F.). **Notice hygiénique et médicale sur l'Attique.** Brochure in-8 de 30 pages. — Prix : 1 fr. — Pour nos abonnés. . . . . 70 cent.

LE PROGRÈS MEDICAL : tome I (1873), épuisé. — Tome II (1874), épuisé. — Tome III (1875), vol. in-4 de 800 pages avec 50 figures, prix : 16 fr. — Tome IV (1876), vol. in-4 de 960 pages, prix : 16 fr. — Tome V (1877), vol. in-4 de 1000 pages, prix : 20 fr. — Tome VI (1878), vol. in-4 de 1020 pages, prix : 20 fr. — Tome VII (1879), vol. in-4° de 1064 pages, prix 20 fr. — Tome VIII (1880), vol. in-4° de 1086 pages, prix 20 fr. — Pour les nouveaux abonnés, prix . . . . **16 fr.**

REPRODUCTIONS PLASTIQUES DE CERVEAUX PAR M. LOREAU, MODELEUR DU MUSÉE ANATOMO-PATHOLOGIQUE DE LA SALPÊTRIÈRE ET DE BICÊTRE.

N° 1.	**Deux hémisphères normaux.** Laboratoire Dr CHARCOT	7 fr.
N° 2.	**Hémisphère gauche normal réduit.** Dr MATHIAS DUVAL	2 fr.
N° 3.	**Cas d'Aphasie.** Laboratoire Dr CHARCOT	3 50
N° 4.	**Monoplégie de la jambe.** C. DE BOYER	5 »
N° 5.	**Encéphale d'une idiote 18 ans.** Dr BOURNEVILLE	3 50
N° 6.	**Encéphale Orang-Outang** Laboratoire Dr CHARCOT.	5 »
N° 7.	**Deux hémisphères Orang.-Outang**	5 »
N° 8.	**Encéphale de Chien.** Dr JOLYET	1 25
N° 9.	— **Chat.** —	1 25
N° 10.	— **Lapin.** Dr LAFONT.	1 25
N° 11.	— **Cochon d'Inde.**	1 25
N° 12.	— **Singe.** Laboratoire Dr CHARCOT.	2 »
N° 13.	**Deux hémisphères, anomalies remarquables des circonvolutions.** Laboratoire Dr CHARCOT	7 »
N° 14	**Hémisphère gauche avec anomalies des circonvolutions.** Laboratoire Dr CHARCOT.	3 50
N° 15.	**Série de 13 cerveaux de criminels, musée de la Salpêtrière**	

Pour la reproduction des pièces du Musée de la Salpêtrière, ou pour la commande des pièces en cire ou en plâtre, s'adresser au **Progrès Médical** ou à M. LOREAU à l'**Hospice de la Salpêtrière.**

PARIS — IMP. V. GOUPY ET JOURDAN, RUE DE RENNES 71.

www.ingramcontent.com/pod-product-compliance
Ingram Content Group UK Ltd.
Pitfield, Milton Keynes, MK11 3LW, UK
UKHW021104270726
13993UKWH00006B/1002